一对一
心理剧治疗

应用与技巧

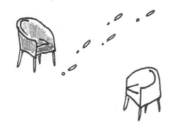

[英]安娜·切斯纳（Anna Chesner）◎编著

王　琪　等◎译

华东师范大学出版社

·上海·

图书在版编目（CIP）数据

一对一心理剧治疗：应用与技巧/（英）安娜·切斯纳编著；王琪等译. —上海：华东师范大学出版社，2023

ISBN 978 - 7 - 5760 - 4162 - 0

Ⅰ.①一… Ⅱ.①安…②王… Ⅲ.①戏剧—应用—精神疗法　Ⅳ.①R749.055

中国国家版本馆 CIP 数据核字（2023）第 181743 号

一对一心理剧治疗： 应用与技巧

编　　著　［英］安娜·切斯纳
译　　者　王　琪　等
责任编辑　孙　娟
责任校对　时东明　张佳妮
装帧设计　卢晓红

出版发行　华东师范大学出版社
社　　址　上海市中山北路 3663 号　邮编 200062
网　　址　www.ecnupress.com.cn
电　　话　021 - 60821666　行政传真 021 - 62572105
客服电话　021 - 62865537　门市（邮购）电话 021 - 62869887
地　　址　上海市中山北路 3663 号华东师范大学校内先锋路口
网　　店　http://hdsdcbs.tmall.com

印　刷　者　上海华顿书刊印刷有限公司
开　　本　787 毫米×1092 毫米　1/16
印　　张　14.5
字　　数　223 千字
版　　次　2023 年 11 月第 1 版
印　　次　2024 年 7 月第 2 次
书　　号　ISBN 978 - 7 - 5760 - 4162 - 0
定　　价　48.00 元

出 版 人　王　焰

（如发现本版图书有印订质量问题,请寄回本社客服中心调换或电话 021 - 62865537 联系）

推荐序一

心理剧治疗最先由心理学家雅各布·列维·莫雷诺（Jacob Levy Moreno, 1889—1974）于 1921 年创立，他对即兴剧场的探究标志着心理剧的诞生。中国接触心理剧的历史最早可以追溯至 20 世纪 40 年代中国医学心理学家丁瓒先生对莫雷诺主持的心理剧治疗的参与;[①] 1974 年，中国台湾地区的精神病学家陈珠璋等人在台湾大学精神科成立了第一个心理剧学习团体;[②] 20 世纪 80 年代，心理剧作为一种心理治疗方法被介绍到中国大陆[③]; 20 世纪 90 年代中期之后，一批国外的心理剧工作者先后来到中国，进一步传播和推广心理剧实务训练; 2014 年，中国心理卫生协会团体心理辅导与治疗专业委员会成立"心理剧学组"。[④]

莫雷诺把心理剧定义为用戏剧的方法探索"真实"的一门科学，它处理的是人际关系及其隐秘世界。[⑤] 他受戏剧舞台表演形式的启发，逐步创立并发展出心理剧治疗的技术。心理剧的技术在 1936—1940 年逐渐发展起来，之后不断地完善，成为团体心理治疗技术的先驱和雏形，并应用于婚姻治疗、家庭治疗、艺术治疗等多个

① 丁瓒. 纽约心理戏剧治疗所见习记 [N]. 大公报, 1948.

② Moreno, J, L. Who Shall Survive? [M]. New York: Beacon, 1934.

③ Blatner, A. Psychodrama: The State of the Art [J]. The Arts in Psychotherapy, 1997, 24 (1): 23-30.

④ Zhi-qin Sang, Hao-ming Huang, Anastasiia Benko, et al. The Spread and Development of Psychodrama in Mainland China [J]. Frontiers in Psychology, 2018.

⑤ Yaniv, D. Revisiting Morenian Psychodramatic Encounter in Light of Contemporary Neuroscience: Relationship Between Empathy and Creativity [J]. The Arts in Psychotherapy, 2011, 38 (1): 52-58.

心理治疗领域。① 同时，心理剧技术不仅可以应用于团体治疗，也可以用于一对一的咨询与治疗之中。

心理剧治疗的有效性主要体现在心理剧治疗的设置为个体发挥自己的"创造性"提供了充分自由而安全的环境。② 心理剧利用戏剧舞台式布景重现了与个体的问题情境类似的时空背景，因此可以帮助个体回到最初的问题情境中，而且不受现实的时空限制，这是其他疗法所不具备的特点。③ 在中国，心理剧越来越多地应用到校园、社区、企事业单位的心理健康工作中，特别是发展出来的心理情景剧，在社会心理健康领域里广泛应用。中国传统观念中的"家丑不可外扬""克己""不喜形于色"等，可能会影响潜在主角全身心地投入团体心理剧治疗中。而心理剧是通过暖身、布景、对白等慢慢地让来访者允许自己开放心态，表达情绪，倾听自我的心声，继而演出生命故事。有元分析研究表明，心理剧在中国文化背景下，对焦虑和抑郁情绪的干预效果显著。④

《一对一心理剧治疗：应用与技巧》这本书根据英国心理剧中心的培训教材编撰而成，将理论介绍和案例解读相结合，具有较强的实操性。理论部分重点介绍了适用于一对一咨询的角色理论和角色分析、具象化技术，其中具象化技术丰富多样，比如具象小天地、成瘾罗盘、代际行动家谱图等。案例解读部分则是从具体的案例入手，呈现了工作片断，在咨询师和来访者的对话中可以看到心理剧方法在一对一咨询中的具体运用。

目前，心理剧在中国已进入稳步发展的阶段，中国已经有美国心理剧考核委员会（American Board of Examiners Psychodrama, Sociometry and Group Psychotherapy, ABEPSGP）认证的导演（CP）34 人，心理剧训练师（TEP）11 人，此外也有学者

---

① Sacks, J M. Foundations of Psychodrama：History, Theory, and Practice ［J］. Journal of Group Psychotherapy, Psychodrama and Sociometry, 2000, 53 （3/4）：153.

② Lai, N H. Psychodrama in Taiwan, China：Recent Development and History ［J］. The Journal of Psychodrama, Sociometry, and Group Psychotherapy, 2013, 61 （1）：51－59.

③ 李鸣. 心理剧的历史和理论 ［J］. 临床精神医学杂志, 1995, 5 （6）：353－354.

④ Wang, Q, Ding, F, Chen, D N, et al. Intervention Effect of Psychodrama on Depression and Anxiety：A Meta-analysis Based on Chinese Samples ［J］. The Arts in Psychotherapy, 2020, 69, 101661. http：//dx. doi. org/10. 1016/j. aip. 2020. 101661.

获得英国心理剧协会的证书。这些足以证明，中国的心理剧专业人员已经达到了国际标准。这本书的翻译和出版，无疑为心理剧在中国的发展提供了专业支持。

心理剧传入中国以来，因为其强调和关注人际群体性、动力系统性、自我隐喻性等，所以被广泛运用于各类心理咨询与治疗、心理健康教学以及商业性的团体凝聚力与人际行为训练等多元场域中，并取得令人满意的效果。[①] 心理剧由于其本身文化适应的优越性，在中国的应用前景十分广阔。同时，规范化的心理剧技术培训与督导的专业性也逐渐被重视，我们也期待更多的心理剧书籍被翻译、出版，培养更多的心理剧专业人才，更好地服务于中国的临床实践工作。

正如 1948 年莫雷诺在纽约与丁瓒会谈时曾预言的那样："……我马利诺（莫雷诺）的这一套心理治疗和社会治疗的办法，也许将在东方的中国首先被实现呢！"。终有一天，我们也许可以实现莫雷诺当年对心理剧在中国发展的期待——"心理剧会在遥远的东方迎来辉煌"[②]。

桑志芹

2023 年 10 月 27 日

---

① Buchanan，D R. A Brief History of the American Board of Examiners in Psychodrama, Sociometry and Group Psychotherapy ［J］. The psychodrama certification website. Retrieved

② 丁瓒. 纽约心理戏剧治疗所见习记 ［N］. 大公报，1948.

推荐序二

心理剧是我的至爱，能为此书写推荐序，感到至高无上的喜悦。"喜"的是，有一本好书出版，可以让更多的心理剧爱好者通过阅读与文本会心、对话，进而将其"咀嚼"成自己的知识。"悦"的是，书中案例循序渐进地描写，让心理剧爱好者可以在心中构思治疗的地图，带来访者走出困境、寻回人生。

心理剧是莫雷诺（J. L. Moreno）所创的，众所周知它是团体心理治疗的一种，以行动体验的方式来进行，更特别的是将来访者生活的实境空间，带入治疗室来"设景"。诚如哲卡（Zerka T. Moreno）所言，"它是一种可以让你练习怎么过人生，但不会因犯错被惩罚的方法"，让人们着迷。

如此特别的治疗形式，如何转化至个体治疗中，或许对大多数心理剧导演而言，并不熟悉。其实早在 1914 年，莫雷诺就将心理剧的基本形式尝试运用在个体治疗中。我在个体治疗中使用心理剧是受到治疗师梅（May）的启发。1980 年，梅在期刊上发表了《双人心理剧》（*Psychodrama a deux*）一文，让我茅塞顿开，于是也在个体治疗中启用心理剧，效果果然不同凡响。之后，我又阅读了斯坦和卡拉汉（Stein & Callahan, 1982）的文章《在个体治疗中心理剧的运用》（*The use of psychodrama in individual therapy*），以及退休的美国心理剧考核委员会执行秘书戴尔·理查德·布坎南（Dale Richard Buchanan）和社会剧大师安东尼娜·加西亚（Antonina Garcia）共同撰写的文章《个体治疗中的心理剧：双人心理剧》（*Psychodrama in individual therapy: psychodrama a deux*），马文（Marvin, 2009）所撰写的《咨商和戏剧：双人心理剧》（*Counseling and drama: Psychodrama a deux*）一书。直到 2020 年阅读到本书《一对一心理剧治疗：应用与技巧》，真的是让人眼前一亮，欣闻王琪想翻译本书更加兴奋，确实可造福更多华人心理剧学子。

本书精彩可期，主要有几个特色：

理论与案例并存：作者都是第一线各有专精的临床实务治疗师，他们也做临床培训，具有很强的对案例的后设分析能力。书中有最重要的心理剧理论，穿插在案例对话中，再给予分析说明，清晰易懂，让阅读者易于学习。

艺术与行动同行：书中图文并存，可以通过图片来了解治疗室中的设置，更细腻地看见心理剧设景、替身、镜观、角色交换等技术的运用。书中介绍的各种表达性艺术的治疗形式（布巾、沙盘等），在治疗中具象化人际互动的关系，弥补了个别治疗中少了辅角的团体动力，此外，以外化技巧来创造与对角的生动对话，让整个治疗更加丰富与多元。治疗师引领来访者在治疗中佐以行动换位，让治疗情境更鲜活，也让来访者自动带出不同的视角。艺术与行动并存，让个体治疗立体且鲜活地进行。

案例与角色分析并列：本书将伦敦心理剧中心的临床工作架构贯穿全书。该中心将角色理论作为治疗工作的框架，看重治疗目标的选定，以避免治疗师迷航失焦，同时会以具体问题建构出治疗的互动历程与场景，具象化地呈现在治疗室中，帮助来访者一目了然。书中第二部分的案例，都会配以角色分析，依照背景（context）、行为（behavior）、感受（affect）、信念系统（belief system）、结果（consequences）等向度，结构化地做案例描述，以评估来访者与他人在特定相关情境中的样态。更重要的是通过角色分析，避免来访者重蹈覆辙，也帮助读者理解每个来访者的治疗脉络，这是该中心治疗模式的精华。

聚焦常见案例带入华人文化：书中案例丰富且聚焦治疗中最常见的主题，包括焦虑、羞耻、哀伤失落、进食障碍、亲密，最后还带出与企业组织的工作方式。由中国香港地区的治疗师撰写的"处理哀伤与丧失"一章，从华人文化的视角提出治疗的框架，会让中国读者有更强的情感共鸣。

走笔至此，鼓励读者先一睹为快，阅读过程中尝试带着上述视角前进，可协助你更理解心理剧在个体治疗中的丰富与奥秘。

赖念华写于 2023 年 10 月 12 日

译者序

2011年冬季，初次接触心理剧，我眼前一亮，被这神奇的团体治疗深深吸引。人生如戏，戏如人生，在温暖友善的氛围中，一幕幕心灵的演出次第展开。短短几个小时的心理剧，使主角压抑经年的伤痛伴随泪水渐渐被打开、处理和疗愈，而其他参与者"看别人的剧，流自己的泪"，被触动、震撼和治愈。心理剧这门短而美的治疗艺术，通过营造安全氛围，运用多种方法，激发自发性和创造力，使得主角可以从不同的视角审视困顿中的自己，从而产生顿悟和转化，达到治愈的效果。自此，学习过诸多治疗流派的我，毅然选择了心理剧作为专业家园。十几年来，坚持研习深耕，先后通过了美国心理剧、社会计量与团体治疗考试委员会（ABEPSGP）的心理剧导演（CP）和训练师（TEP）的资质认证。

2020年春季，这本书的英文版再次让我眼前一亮，原来心理剧用在一对一治疗中同样神奇。生命故事竟也可以在咨询室里，一幕幕地演绎出来！于是，我毫不犹豫地决定将这本书翻译成中文，让更多的人看到这种方法的魅力。本书源于伦敦心理剧中心的一对一心理剧训练课程的培训教材和实务工作经验。第一部分介绍了心理剧的哲学思想、基本理论和丰富方法，尤其是伦敦心理剧中心的角色分析、成瘾罗盘、小天地等实操性很强的独创方法，具有一定的创新意义和实用价值。本书的第二部分，通过案例介绍了心理剧治疗师在一对一治疗中所采用的心理剧方法，案例涵盖了对焦虑、丧亲、羞耻感、进食障碍、解离性身份障碍和儿童所进行的心理剧干预，以及在企业环境内的短程干预，不仅拓展了心理剧的工作领域，而且为实务工作者提供了参考和借鉴。

翻译审校工作的推敲采择过程是艰辛的，而共创过程的灵感纷呈却令人欢欣雀跃。无数个夜晚，我们相聚云端，在网络会议室中字斟句酌。译文从晦涩难懂到顺畅丝滑，无不凝聚着翻译审校团队的共同努力。王琪（第1章、第2章、第3章、第6章、第13章）、吴云（第4章、第5章）、朱晴菲（第7章、第8章、第9章）、朱悦悦（第10章、第11章、第12章）共同完成了翻译和第一轮、第二轮的专业审校工作，王琪承担了三轮总审校工作。重庆医科大学附属第一医院精神科胡华教授和苏州大学大学生心理健康教育研究中心的王静副教授参与了部分章节的审校工作。

感谢中国劳动关系学院社会工作学院阳辉副教授在英国访学期间带回此书并介绍给我；感谢华东师范大学心理与认知科学学院健康与临床心理学系席居哲教授为本书专业术语的翻译提供指导；感谢参加我在华东师范大学开设的心理剧课程的2019级、2020级MAP学生们，以及参加我的心理剧工作坊的学生们，尤其是龙静阳、陈欣佩、何晓琳、胡温娴、廖姣姣、陈旭、吴欢雯、邱爽等几位同学，为本书的专业翻译审校工作奠定了基础；感谢中国心理卫生协会团体心理辅导与治疗专业委员会心理剧工作组的创始组长、南京大学社会心理学系桑志芹教授，第二任组长、苏州大学王尔东老师和现任组长、南京大学教育研究院费俊峰副教授给予的鼓励和支持；感谢华东师范大学出版社孙娟编辑的大力支持、指导和包容。

本书的翻译出版有望为心理剧在中国文化背景下的发展和运用拓展领域，为心理剧实务工作者的培训提供参考。当然，本书虽经多次审校，但因翻译能力有限，难免会有差错，欢迎大家指正。

王　琪

2023年9月

目 录

第一部分

场景设置

第二部分

案例研究：演出中的方法

作者简介

安德里亚·布莱尔（Andrea Blair），文学硕士，创意总监、艺术家、整合艺术心理治疗师，也是位于伦敦东南部的一家私人诊所的督导师。她还担任特殊教育顾问以及社会、情感和心理健康方面的教育顾问，为学校提供咨询，促进心理健康网络的完善，并提供特殊教育、幸福感和青年心理健康急救方面的培训。她在咨询和治疗工作中会采用创造性的方法。

维吉妮·布里（Virginie Boury），文学硕士，戏剧治疗师和心理剧治疗师，具有在精神病院进行病房服务、日间服务、社区治疗和在私人诊所进行团体工作与个体工作的经验。在撰写本书时，布里正在伦敦心理剧中心接受培训。

安娜·切斯纳（Anna Chesner），文学硕士，伦敦心理剧团体和个人心理治疗中心联合主任，英国心理治疗委员会注册心理剧治疗师和督导师，在伦敦的私人诊所工作。她热衷于督导和培训，在伦敦心理剧中心开设的跨专业创意督导培训课程得到人性与整合心理治疗学院的认可。她在心理剧、行动方法、戏剧治疗和督导领域发表了很多文章。

玛克辛·丹尼尔斯（Maxine Daniels），教育学荣誉学士、心理剧专业硕士、心理学博士，英国心理治疗委员会注册心理剧治疗师。玛克辛在埃律西昂集团、普里奥里集团和布罗德莫尔医院担任心理治疗师顾问和临床主管，在那里使用心理剧技术开展工作。玛克辛是彼得罗斯的合伙人，彼得罗斯是一家非营利组织，为教育、刑事司法、卫生机构和企业客户提供复原力培训和指导。她曾在国内和国际会议上介绍她在司法系统中关于性犯罪者的工作，并在该领域发表了大量文章。她是心理治疗学博士的学术顾问，也是伦敦梅塔诺亚研究所咨询心理学和心理治疗学博士实践基地的负责人。此外，玛克辛目前也是伦敦心理剧中心的高级培训师。

保拉·戴维斯（Paula Davies），戏剧治疗师，团体和个人心理剧治疗师，她在伦敦心理剧中心完成了心理剧培训课程。1999年，她作为一个创意艺术治疗师团队的成员，将治疗带入普利茅斯的小学。她在普利茅斯卓越集团与学校的儿童、家长一起工作，加强了学校工作人员的培训以及组织内其他专业人员的培训。保拉还在美好时代（Ourtime）慈善机构为几个父母患有精神疾病的家庭做家庭治疗。

金妮·杰弗瑞斯（Jinnie Jefferies），英国心理治疗委员会注册心理剧治疗师，伦敦心理剧团体和个人心理治疗中心的创始主任。她还是格伦登·安德伍德（Grendon Underwood）皇家监狱的心理剧负责人。2008年，安妮公主向金妮颁发了特里·韦特·巴特勒信托奖，以表彰她在为长期服刑人员提供心理咨询服务方面的杰出工作。她是内政部首席培训师、社区工作者。除了心理治疗师和培训师角色以外，她还撰写了心理剧文章，并制作了心理剧电视节目。最近，她还参与了BBC纪录片《枪》（The Gun）的拍摄。

伊娃·孔佩里（Eva Koumpli），英国心理治疗委员会认证心理剧治疗师，她在伦敦市中心的诊所为个人、伴侣、团体和家庭提供服务。她是生命之树诊所的创始人和临床主任，该诊所为有创伤、进食障碍、性和关系问题的人提供专业治疗服务。在成立生命之树诊所之前，她是伦敦一家治疗诊所的临床主任。伊娃曾在监狱服务、国家医疗服务体系、慈善机构和成瘾治疗中心应用心理剧疗法。她的临床和研究兴趣主要在创伤、性、性别问题和进食障碍领域。伊娃在获得心理剧治疗师资质之后，在伦敦心理剧中心担任临床主管。她目前正在接受性心理治疗课程的高阶培训。

莉迪亚·麦（Lydia Mak），理学、文学双硕士，中国香港地区注册社工。她的临床经验包括创伤、抑郁、焦虑、罪犯康复、吸毒成瘾和家庭工作。她在中国香港伦敦心理剧中心获得心理剧研究生文凭。

安娜·纳皮尔（Anna Napier），团体和个人治疗师和主管，具有20年的心理健康工作经验。最初，她在国家医疗服务体系担任职业治疗师，后来于2009年在伦敦心理剧中心获得心理剧治疗师资质。她为人格障碍患者提供密集的社会心理日间服务很多年，还接受过心智化疗法课程的培训。她现在主要在伦敦市中心的私人诊所工作，担任心理剧治疗师和督导师，与团体、个人和伴侣进行工作。

埃丝特·唐（Esther Tang），心理学学士，社会工作硕士，一直在中国香港地区从事有关学校、儿童和青少年心理健康服务领域的社工工作。她把创造性的方法和游戏运用到儿童青少年工作中。近年来，她一直在伦敦心理剧中心接受心理剧心理治疗师的培训。她一直在为患有情绪障碍、焦虑障碍的年轻人和父母开展团体工作。

致　谢

我要感谢伦敦心理剧中心的学生们，使我有幸在他们的学习过程中学习，以及感谢他们对本书的热情。

还要感谢我的欧洲心理剧同事，他们多年来慷慨地与我分享了他们的著作和想法。特别感谢来自瑞士的罗杰·夏勒（Roger Schaller），来自德国的埃尔克·弗罗恩（Elke Frohn）和乌尔夫·克莱因（Ulf Klein），以及每年在FEPTO（欧洲心理剧培训组织联合会）上聚集在一起激发对话的心理剧培训师社区。

感谢玛莎·卡普（Marcia Karp）在1980年代初用令人难忘的方式向我介绍了心理剧，感谢金妮·杰弗瑞斯和詹姆斯·班博（James Bamber）的勤勤恳恳、鼓舞人心的培训和督导。

感谢安德里亚·布莱尔精心绘制了章节内的插图。

感谢勒内·马里诺（Rene Marineau）和埃德·施雷伯（Ed Schreiber）帮助查阅参考文献。

感谢桑德拉·里夫（Sandra Reeve）博士慷慨地花费时间审阅与反馈。

最后，感谢诸多来访者在治疗过程中给我与本书其他作者带来灵感。

前　言

我创作这本书的初心源于伦敦心理剧中心一对一心理剧（one-to-one psychodrama）训练课程。十几年来，我一直致力于开发一对一心理剧教学模块，并教授自己多年的实践经验，这些工作不但激动人心且富有启发性。与此同时，我也发现没有能够阐释一对一心理剧工作方法的专著，学员们提出需要这样一本教材，并鼓励我着手写出来。

本书第二部分的所有作者均在英国伦敦或中国香港地区学习过伦敦心理剧中心的课程。我挑选的作者包括经验丰富的心理剧治疗师、刚刚获得资质的心理剧实践者，以及在本书编写期间正在受训的治疗师。其中有两名来自中国香港地区的作者已经在香港地区完成了整个心理剧培训课程的前两阶，该课程是由我和金妮·杰弗瑞斯①在2011年开始开设的。

多年来，我一直醉心于心理治疗的艺术性与专业性，原因在于可以不断从来访者、受训者和受督者的身上学到很多东西。关于心理剧治疗师和来访者一对一工作这一主题，这本书并不是要对此盖棺定论，而是希望它能有助于促进我们治疗师之间的对话、反思和批判性思考。

英国的许多心理剧同行就一对一心理剧有很多值得分享的实践经验。我从中挑

---

① 金妮·杰弗瑞斯是伦敦心理剧中心的两位创始人之一。伦敦心理剧中心提供心理剧和团体分析心理治疗培训课程，安娜·切斯纳和金妮·杰弗瑞斯一起教心理剧课程，和团体分析师兼荣格派分析师詹姆斯·班博（James Bamber）一起教团体分析心理治疗课程。——译者注

选了几位已经完成伦敦心理剧中心培训课程的同行，而且他们的实践领域范围非常广泛。金妮·杰弗瑞斯是伦敦心理剧中心的两位创始人之一，其他作者都是受训 30 年以上且造诣精深的心理剧工作者。我希望读者不仅可以看到心理剧治疗方法在某种程度上的一致性，同时还能见证每位作者所呈现的个人风格、文化多样性，以及独具特色的临床经验。

本书分为两部分。第一部分场景设置（set the scene）①，介绍心理剧的基础知识，包括心理剧思想和心理剧方法，这些方法丰富多样，心理剧治疗师可以用来进行创造性的行动演出（action）。第 1 章介绍了心理剧的基本哲学思想，以及该哲学思想与一对一心理治疗框架之间的相互作用，并由此产生了一些有关时间、空间、框架和接触（touch）的问题。第 2 章由金妮·杰弗瑞斯撰写，着重于角色理论（role theory），这一重要的理论体系与心理剧的哲学基础以及伦敦心理剧中心的角色分析方法（role analysis approach）密切相关。她介绍了角色理论的渊源，并论述了该领域诸多理论学家的贡献。在第 3 章和第 4 章中，我探讨了心理剧的技巧，尤其是具象化（concretisation）和角色（role）的运用。在第 5 章和第 6 章中，我简要介绍了针对成瘾和梦境工作而开发的特定技术。我在这些章节里分享了一些与来访者进行工作的片断，有时为了阐释目标会创造合成一个可以说明问题的来访者，以使读者可以"看到"一对一心理剧实操方法，并了解其背后的思考。

关于插图的说明：心理剧信奉"做给我看，而不是说给我听"（show me, don't tell me）。为此，我与艺术治疗师兼教育顾问安德里亚·布莱尔进行合作，在本书的第一部分以视觉方式呈现了一些概念，在其他作者所著的章节中也可以看到一些插图。

本书的第二部分向读者介绍了许多心理剧治疗师在一对一实践中所采用的技巧与方法。这些案例涵盖了多种现行问题，例如：焦虑（anxiety）、丧亲（bereavement）、羞耻感（shame）、进食障碍（eating disorders）、解离性身份障碍（dissociative identity

---

① set the scene 直译是场景设置、布置场景的意思，作者以此作为标题，是借用心理剧的"设景"的隐喻，介绍心理剧的基础知识。——译者注

disorder）、多机构儿童工作（multi-agency work with children），以及在组织环境内的短程干预（brief interventions within an organisational setting）。保拉·戴维斯在第 7 章中探讨了她在学校环境中的多部门参与的工作，其中角色分析逐渐成为有助于在学校支持学生达成共识的方法。在第 8 章中，安娜·纳皮尔探讨了羞耻感，聚焦于她在私人执业时接待各种不同来访者的工作。对来访者来说，羞耻感是共同的关键主题，尽管呈现方式不同。她还分享了心理剧干预方法与角色分析思维的明确运用。羞耻感主题也跟着我们进入了第 9 章，在这一章中，莉迪亚·麦探讨了接待一位经历多次丧失的来访者的工作经验，分享了她在中国香港地区心理剧实践工作中处理的哀伤和丧失议题，开启了另一个文化视野。

维吉妮·布里在第 10 章中谈到了焦虑主题。她的案例研究通过强调来访者自发性（spontaneity）发展的重要性，以及来访者健康的内部角色（healthy internal role）逐渐浮现的过程，给解决焦虑这一痛苦议题带来新的视角。

在第 11 章中，伊娃·孔佩里汲取了她在进食障碍领域的多学科专业经验，分享了她与一位糖尿病进食失调症（diabulimia）患者工作的经验，这个案例阐明了她对创伤理论和角色分析的理解和运用。

在第 12 章中，埃丝特·唐再次带我们回到中国香港地区，描述了她与一位患有解离性身份障碍的来访者一起工作的过程。她带领我们见证了与这位来访者工作的各种形式的治疗框架，从短程团体到个人心理治疗，再到长程团体。她在这一章中提出了一些问题，即对来访者的解离性防御机制进行镜观时所遇到的挑战。

玛克辛·丹尼尔斯博士在第 13 章中将我们带到了组织环境。她在一次性会谈（one-off drop in session）中，运用角色分析和心理剧技巧来帮助员工处理危机所带来的影响。

我们诚邀您与我们共同开启心理剧方法多样化应用之旅。

安娜·切斯纳

2018 年 10 月

PART I

第 1 章　创造力概略

安娜・切斯纳

▍ 创 造 力 和 自 发 性 ▍

　　创造力和自发性是雅各布・列维・莫雷诺（J. L. Moreno）提出的两个心理剧核心哲学概念，二者之间有着密切联系，自发性是创造力的驱动力和容器。莫雷诺提出的另一概念"文化传承"（cultural conserve）则与自发性相对立（Moreno，1940，引自 Fox，1987，p. 46）。莫雷诺阐述了自发性和创造力的循环过程：文化传承产生于风俗习惯，自发性因暖身（warm-up）或内在准备过程而增加，创造力因自发性而源源不断地涌现，直至突破文化传承，进入新一轮循环。

　　心理剧理论对冲动行为和真正的自发性作了区分，前者是由冲动驱使、未经思考的状态，自发性则包含了即刻的反思元素和个人选择。自发状态和正念之间存在着很强的联系，正念是另一门学科，整合感官、心理和身体三种因素于一体，强调

3

此时此刻（moment-to-moment）的觉察。

心理剧疗法建立在这样的基本原理之上：人性原本就具有创造力和活在当下的能力，在任何时候都能够以最好的状态自发地面对这个世界。我们可以根据生活经验中的创造力和自发性的程度来评估幸福感和生活满意度，这影响着人们与自我、他人，以及与世界之间的关系。

暖身的重要性被运动员、音乐家、舞蹈家、艺术家和戏剧工作者所熟知。莫雷诺把暖身概念带进日常生活，他认为所有的创造性行为都是通过暖身出现的，暖身过程是为自发状态所做的身心准备，从中可以产生令人惊叹的新东西。

心理剧作为一种以戏剧为基础的心理治疗模式，从"角色"的维度来思考人类问题，把"角色"解读为一种生存方式，或者是"一个人的功能形态"（Moreno，1961，引自 Fox，1987，p. 62）。文化传承是人类的习惯使然，并最终导致角色目录（role repertoire）的局限性。而增加自发性可以扩大角色目录，使人们可以采用更丰富多样、更有活力的方式生活，更有活在当下的感觉。

会 心（encounter）

心理剧尽管以戏剧为基础，但非常强调真实性和会心的概念。莫雷诺的诗作《会心的邀请》（*Invitation to an Encounter*）直观地描述了这一点。

> 两个人相遇：眼对着眼，面对着面。
> 当你靠近时，
> 我就拿起你的眼睛，
> 取代我的眼睛。
> 你也会把我的眼睛拿起来，
> 取代你的眼睛。

> 然后我用你的眼睛看着你，
>
> 你用我的眼睛看着我。

（Moreno，1915，p. 2）

莫雷诺的哲学思想与同时代的马丁·布伯（Martin Buber）如出一辙。马丁的"对话哲学"（philosophy of dialogue）与"我—你""我—TA"的关系区辨，都非常适用于心理剧。这两种哲学思想呈现出存在主义世界观，以及对人与人之间真实会心的赞颂。早在1914年，莫雷诺就在他的小册子《会心的邀请》中用"会心"一词来描述两个人相遇时的沉默、对视或交谈。我在这里引用了他的德语原文。

> 这段文字所散发的圣火是一次相遇的邀请。在巷子里或市场上，在花园里或房间里：无论我的脸和你的脸在哪里出现，我们都要准备好沉默，或对视，或交谈。

（Moreno，1914，p. 5）

在这首诗里，莫雷诺提请读者留意会心的三个方面：沉默、对视和交谈，其中交谈处于三者末位，反映出莫雷诺的兴趣在于具身（embodied）和非言语（non-verbal）。这首早期诗歌高调主张了支撑心理剧的哲学观点，其在莫雷诺的一生中持续发展。

表　现　主　义

莫雷诺因早期著作的风格及其思想的原始性，成为维也纳表现主义运动的一分子。早期的心理剧具有浓郁的戏剧艺术特征，即便此后有很大发展，依然可以在心理剧方法中看到戏剧特征。表现主义作为一场运动，鼓励艺术家采用大胆的笔触和丰富的色彩来表达内心世界，代表了一种社会批判性的世界观，包含了对人性黑暗面和社会黑暗面的描述。恩斯特·路德维·基希纳（Ernst Ludwig Kirchner）是表现主义运动的创始人之一，他在作品中写道：

> 我们怀着对进步的信心，对新一代创造者和观望者的信心，将所有青年人召集起来。我们作为青年人，承载着未来，应该为我们自己创造生活和行动的自由，来对抗长期存在的旧势力。每一个直接地、真实地再现创造力的人都是我们中的一分子。

（Kirchner，1906，引自 Dempsey，2010，p. 74）

基希纳的这些话非常符合莫雷诺的思想传统和精神。

心理剧的哲学观点与社会计量、社会剧的相关原则是一体的。莫雷诺的目标可以说是"不亚于全人类的目标"，宏大雄伟又富有远见卓识（Moreno，1978，p. 3）。就现今心理剧哲学基础而言，重要的是，观察作品的镜头不局限于个人的内心世界，也不局限于人际世界，而是包含更广泛的领域，如社会领域，甚至是超个人领域。我们作为存在于宇宙中的人类，就像普罗米修斯一样是创造者，拥有传统意义上原本属于神的创造力。莫雷诺在上述诗歌中，一开篇就唤起"圣火"（das heilige Feuer）。希腊神话告诉我们，普罗米修斯的创造力源自从诸神那里盗走了火。莫雷诺具有普罗米修斯的远见卓识，他相信人类具有发挥创造力的潜力。我们需要考虑如何运用这团圣火。

心 理 治 疗 的 设 置

我们从心理治疗设置的重要性谈起。治疗设置是来访者和治疗师会谈的前提条件。治疗关系建立伊始，就需要探讨、解释和约定这些条件，包括诸如地点、时间、所需时长和治疗频率等内容。每次治疗工作有时间限制，还是没有时间限制？是面对面，还是使用网络、电话？费用和支付方式，取消治疗的方法，以及对保密原则与保密例外的解释。可能还需更多因素，如两次咨询之间如何联系、风险如何管理等。

　　该设置明确了咨访之间相互的期望、可预测性，并为心理工作提供了一个受保护的空间，允许并尊重心理治疗中固有的脆弱性。咨访双方在心理治疗关系上注定是不对等的，双方都应该关注来访者的需要，而不应关注治疗师的需要，治疗师并非关注对象，因为其所具有的心理治疗专业知识存在于关系之中。治疗师也可能通过治疗工作获得自我认知、学习领悟和一定程度的改变，但这不是治疗的主要目的。这种不对等性是既定的，治疗设置本身是对咨访双方的尊重，并旨在服务于治疗工作。用心理剧的语言来说，治疗设置为所有参与者提供了相对清晰的角色定位（a degree of role），明确界定了谁是治疗师，谁是来访者。心理治疗是一场通往未知的旅程，但是治疗设置提供了重要的已知元素。

　　治疗设置为紧急情况的处理提供了重要保障，可以包容来访者的怨恨、攻击、忽视，以及讨价还价。治疗师把握设置的方式，以及来访者遵循设置或者对抗设置的方式，都反映了他们各自在这个世界上生存的重要模式。

　　心理治疗是从精神分析中产生的，精神分析的典型设置是：每周安排多次会谈，每次会谈 50 分钟。分析师旨在成为白板，保持中立，不采取任何行动，以使移情（transference）得以发展与修通。在英国，现代心理治疗的频率可能更多是每周一次或每周两次，疗程长度相似。有些治疗师一次治疗持续 60 分钟，而非 50 分钟。"谈话治疗"采用这样的时间设置是合适的。

　　这个时间设置是否也适合心理剧治疗，以及其他行动式疗法，或基于艺术的疗法？我们是否试图把一夸脱的东西装进一品脱的罐子里？或者用莫雷诺的话来说，我们是否不假思索地买进了一种"文化传承"？这是否会限制工作中的自发性和创造性的发挥？每个治疗师都必须自己解决这个问题。就我而言，我认为心理治疗的设置是一种提供形式的规则，其中蕴含着潜在的创造自由。

　　一些心理剧的同行使用 60 分钟或 90 分钟的设置，以便满足行动干预所需的时间。这些时间安排都是合理的，因为行动干预的暖身、演出、去角（de-role）①，以及分享环节都需要时间。不过，我的经验是，只要治疗师不进行过度复杂的行动干预，并在可用的时间范围内用心地配合来访者的节奏进行工作，50 分钟的会谈时间就足够了。

团 体 心 理 剧 治 疗 和 一 对 一 心 理 剧 治 疗 的 节 奏

心理剧是作为一种团体治疗形式发展起来的，除了用在团体心理治疗之外，还可以用在一对一治疗之中。但是，一对一心理剧的培训起步较晚，在英国，近 15 年来才明确地教授一对一心理剧治疗。对比这两种治疗设置的节奏，可以帮助治疗师反思它们是如何影响治疗进程的，也有助于治疗师根据设置的差异有意识地调整治疗节奏。

典型的团体心理剧治疗时间一般为两个半小时。从签到、暖身开始，到选择主角、签订合约；接着是主体演出阶段，演出可以是聚焦单场景的小故事，也可以是多场景的经典心理剧（classical psychodrama）；最后是分享阶段，小组成员去掉在剧中扮演的角色，与主角分享扮演角色的感受与因剧产生的共鸣。这是一个充满张力的旅程，在这个过程中，主角的内在世界在心理剧的舞台上变得清晰可见。由此，人际关系在行动演出中被层层分解，并与早期经历关联起来。对主角来说，关联早期经历是其建构意义的关键转折点，使其认识到以往的关系模式变得过时了，成为问题。角色分析用于阐明特定情境下的特定反应，即由情境引发的情感和行为，以及驱动当前行为和存在方式的潜意识信念或假设的世界。我们有机会从外围的镜观位置（the mirror position）观察早期场景（源景，locus scene），并以意义的转化方式进行干预，来调整早期内化的信念。最后的场景是练习新的生存方式（角色训练）

---

① 去角指的是，在演出结束后，扮演角色的辅角去掉在演出过程中所扮演的角色。——译者注

的机会，这是整合工作的第一步，也是创造性变化的表征。

描述团体心理剧治疗过程的经典方式是螺旋图（spiral），从外围开始，逐渐走向中心，再回到外围。螺旋图简要地描绘了经典心理剧的时间历程，从现在到过去，再回到现在（关于这个过程的示例，可参见 Goldman 和 Morrison，1984）。

这要如何转化为一对一心理剧的设置呢？无论对主角还是对团体，团体心理剧的治疗过程恰如一个兼具深度和强度的旅程。莫雷诺用"做外科手术"进行比喻，主角"术后"需要时间来整合做剧历程，团体成员也需要处理被引发的情绪。

在团体进程中，其他成员往往会因剧中的某些情节唤起相关记忆和议题，导演会鼓励他们在分享阶段表达这些共鸣，并在适当的时候在团体中处理这些问题。由此可知，在同一个心理剧团体治疗工作中每个成员不太有机会连续两次或连续多次做主角。在某些情况下确实会发生连续做主角的可能，但一般来说，工作焦点往往会从一个团体成员转移到另一个成员，每个成员都可能成为团体关注的焦点。这意味着，每个成员每周扮演的角色和投入的强度都会有所不同：这一周可能是团体动力支持的焦点，成为主角，得以深入探索其个人议题；另一周可能有机会做辅角，为主角扮演角色；或者只是简单地作为观众，即见证者，来观看行动演出。担任辅角或从观众的角度看心理剧，既可以作为探索个人议题的暖身，也可以提供一个新的视角，来看待可能在团体中已经处理过的个人议题。这是一个复杂的过程，不仅个人议题可以在团体中得以整合；同时，团体的工作焦点可以从一个人转移到另一个人，或者转移到整个团体本身。

而在一对一心理剧治疗中，来访者始终是焦点。尽管行动演出对来访者的议题是强劲有力的工作方法，但这并不意味着每次治疗都会做剧。有些会谈可能只是反思性的，用来整合或者分享（一对一心理剧的分享，从这个意义上讲指的是一次治疗性对话，而非团体心理剧分享阶段那样的结构化仪式；团体中的主角已经做了很多暴露，可以从团体成员的分享中得到共鸣和认同）。一对一心理剧的有些会谈可能会对将来的工作焦点起到暖身作用，有些会谈可能相当于一个小剧，就像团体心理剧的单幕剧（one-scene piece of work），有些会谈可能非常类似于团体治疗过程，通过角色分析将现在和过去的模式联系起来。

如果说经典团体心理剧用螺旋图来描述最合适不过了，那么一对一心理剧的治疗过程则可以用各种叙事线索来表示。叙事线索错综复杂，乱作一团向前流动（图1.1），时而这条突出，时而那条突出；时而重叠，时而分叉，时而又汇集在一起。在每次治疗中，可能聚焦于某一特定线索，也可能聚焦于几条线索的交点，或者从元认知层面（meta level）反思之前的治疗历程。

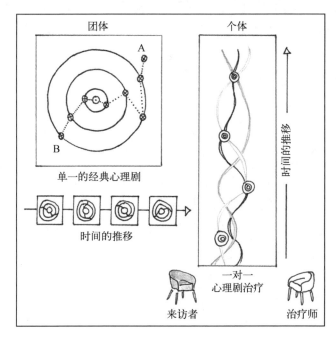

图 1.1　历程对照

团体心理剧可用一条情绪强度曲线（arc of intensity）来表示工作轨迹，情绪宣泄大概在整个心理剧过程的三分之二处进行。一对一心理剧的情绪强度曲线会持续数周或数月，情绪或洞察力水平达到"突破时刻"，时常会出现治疗高峰（climax）。经典团体心理剧的践行者必须理解这种差异，并发展个人角色和职业角色，以便灵活地适应治疗设置。团体心理剧就像一顿丰富的大餐，需要时间来消化，而个体心理剧提供的则是定期的小剂量（bite-sized）营养。用电影和电视来比喻，团体心理剧更像是电影，可以沉浸式体验；而个体心理剧更像是一部播放很长时间的电视连续剧，同时展开几条线索或几个情节，每周的焦点可能在不同的线索上。

相对于团体心理剧，一对一心理剧较少使用治疗曲线概念。有的心理剧导演常常遵循暖身、演出和结束这一熟知的三阶段过程。伦敦中心的模式更倾向于心理动力学的方法，治疗主题往往从每次治疗开始的自由浮动对话（free-floating dialogue）中浮现出来。治疗师从中发现使用行动干预的时机（见图1.2），评估在哪些情况下可以采取行动探索。任何行动干预的时机都是至关重要的，因为治疗师需要评估与掌握行动干预的复杂性和对情绪的影响程度。治疗师有责任提前做好准备，确保安全地完成治疗。治疗原则是：在一次治疗内需要完成打开（创伤）、清理、去角，以及反思历程四个部分。如果在某次治疗快结束时才出现行动干预的关键时机，那么比较明智的做法是，先简单命名出现的议题，再在下次治疗中做剧；或先做一个短而小的剧，以后再进行深入探索。

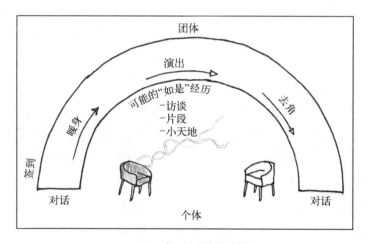

图1.2　典型治疗会谈结构

知情同意是需要遵循的主要原则，即在进入演出阶段之前，需要征得来访者的同意，因为行动演出具有创造性，往往会带出更多的无意识或前意识信息。我们有责任让来访者在准备充足的情况下，再进入到富有情绪张力的行动演出阶段。

由于时间限制，一对一心理剧每节次治疗目标并非完成经典团体心理剧所需要完成的工作。一对一心理剧修通问题的方式是不同于团体心理剧的，治疗需要持续更长的时间。因此，治疗师必须在每次治疗中创造性地结束一个行动干预。如果治疗师给自己加压，即在一次治疗内导多个场景的心理剧，那么就表明他们被困于文化传承——经典团体心理剧的结构之中了。这可能是他们过度关注自己作为治疗师角色的表现，却没有关注来访者的随时变化的过程，关注来访者的变化比起任何治疗技术都重要。

身 体 接 触

个体心理剧治疗需要谨慎使用身体接触。传统的语言心理治疗明确规定治疗过程中不允许身体接触，治疗师根据不同文化背景，在治疗开始或结束时可能会与来访者进行仪式化的握手。一般来说，体验性、身体导向性的心理疗法在身体接触规范方面有所不同，如舞动疗法和身体疗法。团体心理剧治疗作为一种具象化的体验式心理治疗，通常会使用身体接触，这有助于情绪调节和暖身体验。下文将用三个例子来说明团体心理剧治疗对身体接触的合理使用。

第一个例子，我们经常看到在讨论治疗合约时，治疗师/心理剧导演会握着主角的手围绕场地边走边谈；也会在场景转换时看到导演拉着主角的手，从一个场景转换到另一个场景。与此同时，导演可能会分享逐渐形成的角色分析或工作假设。这样做有利于主角准备进入一个"如是"（as if）的情境①之中。绕圈走动时，身体接触与语言交流——有节律的双重刺激，有助于治疗师和主角之间的身心同频，促进反思和对话。同时，带领主角进行内在探索，在过程中，主角的重要记忆可能会浮现出来，并会影响下一幕剧的展开。

另一个身体接触的例子，在团体心理剧的替身环节，无论是团体成员扮演辅

---

① 把曾经的场景呈现在舞台之上。本书把"as if"翻译成"如是"，中国台湾地区的学者将其翻译为"如同是"。——译者注

角①，还是导演时不时地扮演替身，替身与主角密切同频，包括呼吸、身体姿势和思维过程。这是一种微妙而有力的亲密交流形式，把"我—你"之间的相遇转换成"我—我"关系，进行自我对话。替身由此延展了主角的自我，帮助他们稳定在当下，或帮助他们表达出难以用语言表达的感受。

第三个例子，在童年场景中经常使用身体上的亲近和拥抱。亲近和拥抱有时也用在成员与成员之间或团体整体层面上的分享和联结。主角重新整合让他们害怕或痛苦的内在小孩角色时，团体提供了身体接触的机会——拥抱、分享、安慰或接纳，这些新的体验可以通过使用角色（the use of role）和角色交换（role reversal）来实现。例如，主角的成人角色在舞台上拥抱内心受伤的孩子，通过角色交换，来体验给予和接受具有修复性的拥抱。

团体心理剧对身体接触的使用应该引入到一对一心理剧框架中吗？如果我们在工作中采用身体接触或不采用身体接触，各有什么风险和影响？每个心理剧实务工作者都需要辩证地思考这些问题。毫无疑问，伦理规范如何选择需视特定关系而定，在治疗过程中可以根据具体情况和特定时刻进行约定。就我的经验而言，在一对一心理剧中我会避免身体接触。这就意味着在来访者情绪失控或解离时，需要寻找其他处理方法，如替身、同频等支持性技术。我为何选择身体接触与不接触连续体中的不接触那一端呢？首先，在治疗关系中存在着不可否认的权力不对等，我宁愿谨慎行事，也不愿冒险地假设身体接触对来访者来说是安全的。本质上治疗关系不对等，治疗师在某种程度上不可避免地被认为是专家，是最了解情况的人，同时也是制定规则的人。因此，治疗师和来访者都可能会忽略身体接触给来访者带来的不适风险。其次，团体心理剧中有一个清晰可测的仪式，在出现身体接触的情况时会告知团体成员，协商身体接触的界限，而且关键在于，这会被团体所见证。然而，在一对一的框架中没有见证者，咨访双方对身体接触可能会产生不同解读。

影响我们决定如何处理身体接触问题的因素有空间、文化和性别。在宽敞的工作空间，可以更容易地使用靠近和移动的探索方法，让身体的体验更加充分；而在

---

① 替身是特殊的辅角。——译者注

居室大小的咨询室里，使用非语言接近的自由度较小，更需要考虑身体靠近和接触带来的风险。文化问题是多层次的，包括心理治疗文化、心理剧文化，以及咨询室里咨访双方的历史和文化。至于性别，以及涉及权力和性的领域需要特别考虑，尤其是需要考虑治疗关系中的移情。

在一对一的情境中，如果我们关于身体接触方面的立场比在团体情境中更为节制，那么我们如何将心理剧方法的益处和力量呈现出来？在一对一的情境中，帮助调节情感的其他一些选择包括：在痛苦的来访者的肩膀上放一条毛毯，这样，触觉来自于毯子而不是治疗师的手；或鼓励病人抱一个垫子或泰迪熊，作为一种舒缓的感官干预；或者让来访者在情绪高涨的时候使用正念呼吸。

本书的第 3—5 章与第二部分的案例研究，将深入探讨常见的心理剧技巧在一对一框架中的运用。

心 理 剧 是 一 种 思 维 方 式

如果治疗中没有行动演出成分，还算是心理剧疗法吗？按理说是的。在心理剧治疗中可以选择使用行动成分，或不使用行动成分。心理剧疗法包括大家熟知的行动演出部分，也包括不采取行动演出的部分，两者都是心理剧的文化传承。尽管心理剧技术令人兴奋，但是心理剧疗法并非只与技术有关。心理剧中的哲学同样重要，包括已应用于日常生活之中的创造力和自发性理念，以及莫雷诺（Moreno，1987）所发展的已被广泛运用的角色理论（Z. Moreno，2015；Clayton，1994；Bustos，1994；Williams，1989；Daniel，2007）。

角色分析为倾听和理解多重叙事提供了工具。从图 1.1 和图 1.2 可以看出，角色分析是一种理解、阐述和导航复杂叙事的方法，可以用来描述一对一心理治疗中经常出现的纵横交织的复杂叙事。角色分析也是一种倾听和反思的方法，可以极大地辅助其他流派的语言咨询师（verbal counsellors）和心理治疗师，他们会发现使用角色分析让他们更容易理解工作中出现的自由流动的叙事。作为一种倾听和思考的方式，角色分析支持了唐纳德·舍恩（Donald Schon，1991）的"行动中的反思"的说法，即我们在做某事的过程中，可以对正在做的事情进行辩证思考。

上面提到的角色理论，以及伦敦中心的角色分析方法，将在下一章中由金妮·杰弗瑞斯撰写。她和团体分析师詹姆斯·班博于1990年共同创立了伦敦心理剧和团体分析心理治疗中心。在第3—6章中，我写了心理剧的技巧，以及如何将它们运用于一对一的工作框架，并用来解决特定的治疗问题。本书第二部分是案例研究，列举了一些案例。这些案例介绍了在一对一心理剧治疗中，针对不同情境如何使用角色分析和各种心理剧技巧。

参考文献

Bustos, D. (1994). Wings and Roots. In P. Holmes, M. Karp, M. Watson (eds.), *Psychodrama Since Moreno*. Routledge.

Clayton, M. (1994). Role Theory and Its Clinical Application in Practice. In P. Holmes, M. Karp, M. Watson (eds.), *Psychodrama Since Moreno*. Routledge.

Daniel, S. (2007). Psychodrama, Role Theory and the Cultural Atom: New Developments in Role Theory. In C. Baim, J. Burmeister, M. Maciel (eds.), *Psychodrama Advances in Theory and Practice*. Routledge.

A. Dempsey (ed.) (2010). *Styles, Schools and Movements: The Essential Encyclopaedie Guide to Modern Art*. Thames and Hudson.

Goldman, E. E. & Morrison, D. S. (1984). *Psychodrama: Experience and Process*. Kendall/Hunt.

Moreno, J. L. (1914). In R. Waldl (ed.) (2005), *J. L. Morenos Einfluss auf Martin Bubers Ich und Du*. [online www.waldl.com/downloads/Waldl_Morenos, _Einfluss_auLBubers_Ich_and_Du.pdf]

Moreno, J. L. (1915). *Einlachmg zu Siner Begegnung, Bericht von Jacob Levy*. Anzengruber Verlag Bruder Suschilzky.

Moreno, J. L. (1940). Spontaneity and Catharsis. In J. Fox (ed.) (1987) *The Essential Moreno: Writings on Psychodrama, Group Method, and Spontaneity*. Springer.

Moreno, J. L. (1961). The Role Concept: A Bridge between Psychiatry and Sociology In J. Fox (ed.) (1987), *The Essential Moreno: Writings on Psychodrama, Group Method, and Spontaneity*. Springer.

Moreno, J. L. (1978). *Who Shall Survive?* (3rd ed.). Beacon House.

Moreno, Z. (2015). *The Quintessential Zerka*. Routledge.

Schon, D. (1991). *The Reflective Practitioner*. Routledge.

Williams, A. (1989). *The Passionate Technique: Strategic Psychodrama with Individuals, Families and Groups*. Routledge.

第 2 章　角色理论与角色分析：一对一心理剧工作的基石

金妮・杰弗瑞斯

角色理论是心理剧的重要理论。福克斯（Fox，1987，p. 62）将莫雷诺的角色定义为"一种自我所采取的真实的、可感知的形态，且作为被个体和他人所感知到的自我形象表征"。在本章中，我将追溯角色理论的历史，阐述莫雷诺对角色的定义及其贡献，并致谢其他心理剧专家在该领域的贡献。最后，我将详细介绍伦敦心理剧中心所采用的方法，它同样也是本书中一对一心理剧实践的贡献者。

▌　角 色 理 论 的 历 史　▌

比德尔和托马斯（Biddle 和 Thomas，1966）在他们题为"角色理论的本质"的章节中，追溯了角色理论的历史与发展。他们列出了 20 多位活跃在 1890—1930 年间的学者，这些人可谓是"角色理论的先驱"，因为他们对角色的贡献先于将"角色"列为一个专业术语，以及他们对角色问题的专门研究（Kipper 1986，p. 7）。现代角色理论的开启则归功于社会学家乔治·赫伯特·米德（George Herbert Mead，1934 年逝世后出版）、雅各布·列维·莫雷诺（Jacob Levy Moreno，1934）和拉尔夫·林顿（Ralph Linton，1936）的著作。其中，米德关注自我发展中的社会角色。根据米德的观点，自我不是自出生就有的，而是在社会互动与观察学习中发展起来的。个体通过角色采择（role taking）①，即观察和内化他人的意见及感受来发展自我。当个体将这些互动反应进行整合时，自我便出现了。

莫雷诺认同"角色采择"的概念，并将其描述为"成为相对专制性的环境中该有的样子"（Moreno 1953，p. 722）。他还补充道，角色的产生历经两个阶段：角色认知（role perception）和角色定制（role enactment）。

> 角色认知是一种对期望反应的认知，而角色定制则是一种技能的施行。高角色认知水平可能伴随着低角色定制水平，反之亦然。而角色扮演（role playing）则包含着角色认知和角色定制两种功能。
>
> （Fox，1987，p. 63）

莫雷诺将角色扮演描述为"为了探索、体验、发展、训练或改变角色，选择在特定情境中扮演某个角色"（Moreno，1953，p. 722）。

人类学家林顿（Linton）区分了与角色相关的两个概念，即"先赋地位"（Ascribed Status）和"成就地位"（Achieved Status）。"先赋地位"特指社会赋予的地位，与个体的先天差异或能力无关，而"成就地位"则指个体通过自身能力或努力获得的角色。这种区别意味着，身份地位与扮演角色是社会的要素，个体行为可以被理解为一种角色表现（Linton，1936）。因此，根据林顿的观点，正是角色把个体行为与社会结构联系了起来。"在接下来的几十年里，这些观点得到了其他科学

① 角色采择（role taking），指的是个体通过观察学习、人际互动，选择采用某种角色的特征或功能，发展出某种角色的过程，也有学者译为角色获得、角色吸收。——译者注

家，主要是社会学家和社会心理学家进一步的发展和研究。然而，从历史上看，角色的概念并非从社会学或心理学领域演变而来"（Kipper 1986，p. 7），而是基于戏剧，这也是下文中莫雷诺所强调的观点。

▌ 莫 雷 诺 的 贡 献 ▐

莫雷诺（Moreno，1960，p. 80）描述了各个时期的角色发展：

> "角色"（Rôle）最初是一个渗透在英语中的法文单词，其词源是拉丁文 rotula，一种小轮子或圆木，把纸张或羊皮纸包裹在上面，可以顺利地滚动而不必担心破裂或折损。随后，把这些纸张合装成册，逐渐演变为法庭上使用的公文卷宗。

多年来，"角色"一词都是英语和其他欧洲语言中的一般词汇。直到 20 世纪 20 年代早期，它才开始作为专业术语应用于行为学和社会学领域。至 20 世纪 30 年代，"角色"在美国才正式成为角色问题的学术术语（Kipper，1986，p. 7）。

莫雷诺将社会动力和个人动力联系起来，把角色概念视为心理治疗、团体工作和日常生活中的有效工具，使得角色理论与社会计量理论（theories of sociometry）完美契合。社会计量指的是一种在群体中测量人际互动的工具。米德和林顿的角色理论仅局限于社会这一维度，而社会计量理论突破了这种限制。心理剧的角色理论在社会学和精神病学之间搭建起一座桥梁，因此它更具包容性，且将角色概念运用于生活的方方面面。在莫雷诺看来：

> 角色是个体表现出的某种运作模式，是在特定时刻对特定情境的反应，而此情境通常涉及另一个人或物。这种模式是由个体的过去经验和所处的文化形

态所塑造的，因此每个角色都是个体意识和集体意识的融合。

（Fox，1987，p.62）

在发展角色理论时，莫雷诺将个体视为角色扮演者，个体为了生存需要不断增添角色，也会为了适应环境而创造角色。首先，一套个人角色（private roles）产生了：它们在环境中会被集体角色（collective roles）所塑造。这些集体角色，诸如父亲或母亲的角色，在某种程度上限定了其表现形式。随着个体的不断发展，新的挑战不断涌现，他们所获得的角色在数量和种类上也随之不断变化。在这些角色中，有些是胜任的、有益的、有用的，有些则恰恰相反，还有些从未发展。莫雷诺将其概括为角色目录。个体角色目录的模式与发展，在某种程度上呈现了他们的个性（Starr，1977）。

莫雷诺认为，存在三种基本的角色类型：

· 身心角色（Somatic or Psychosomatic Roles），涉及饮食、睡觉、穿衣风格和社交习惯等活动。
· 社会角色（Social Roles），包括职业角色、经济地位、种族、性别和家庭角色。
· 心理剧角色（Psychodramatic Roles），可以被描述为与生活中不同的幻想的角色、梦境中的角色、期望成为的角色。例如获得幸福的婚姻，拥有成功的事业，或成为冒险家。这一类还包括一个人想象中的所有特征、虚构的人物、我们记忆中或梦境中的人物，以及复杂的态度和行为（Moreno，1966）。

除了角色的种类，角色的表现形式也不胜枚举。例如，一个吃东西的人，其身心角色可能是厌食症患者。一位渴望扮演探险家的人，其心理剧角色可以是无所畏惧的，也可以是小心谨慎的。给所扮演的角色附加形容词，能够将角色塑造得更加立体，并可能凸显出个体与自己或与他人在日常互动中遇到的困难。来访者在治疗中可能会呈现某个角色的问题或角色行为模式，而在现实生活中，个体的众多角色总是以复杂的形式交织在一起，在不同的方面发挥作用。

莫雷诺提出的另一个有治疗价值的概念是"角色互惠"（role reciprocity）。很多人常常在他人在场时会感到很无助，因为他们总是等着他人做出改变，来让自己感觉更好。然而，人们没有意识到的是，如果自己的行为改变，他人的行为也会随之改变。也许最后的结果不是我们所期盼的，但至少我们不再受困于一个无法改变的僵局之中。例如，妻子或丈夫怀疑对方有婚外情时，往往会无助地等待着这段关系结束。然而，如果他们选择面对，而不是回避，他们的另一半可能会主动结束婚外情，或结束这段婚姻转而和第三者在一起（当然这并不是他们渴望的结果）。无论结果如何，这样至少逆转了无助的受害者角色。心理剧遵循自发性和创造力准则。莫雷诺将自发性概括为：

> 对旧情境做出新反应，而不是采用刻板老旧的反应；对新情境做出适宜反应，而不是无法应对；对新旧情境最终都能做出恰当反应。

> （Goldman & Morrison，1984，p. 6）

因此，为了得到适宜的反应，角色功能需要同时具有自发性与创造力。

角 色 理 论 的 其 他 贡 献 者

一 亚当·布拉特纳（Adam Blatner）和阿利·布拉特纳（Allee Blatner）

亚当·布拉特纳和阿利·布拉特纳（Adam Blatner 和 Allee Blatner，1988，p. 105）拓展了角色的概念，认为角色不受限于时间，并提出了以下观点：

· 角色可以习得和改变。

· 角色可能会丧失、被剥夺、被放弃。

· 可以调整、重新界定角色。

· 大多数角色都有内隐或外显的社会契约属性，需要与他人达成"协议"，并以某种互惠的方式进行。

· 许多角色存在于与他人的关系之中，例如，儿子的角色意味着父母角色的存在。

· 在角色变化的动态过程中，往往会出现角色冲突和调整困难。角色变化过程包括学习、重新定义、重新协商，或在主要生活角色之间的转换。

　　每种关系中都包含着多种角色，而这些角色之间往往存在着冲突。例如，一段婚姻所涉及的角色职责包含共享财产、经营婚姻、浪漫爱情、社会利益以及抚养孩子。这些角色职责之间的冲突是大多数关系的本质。

　　许多角色都包含着子角色（sub-roles）或角色成分（role components）。有时角色成分之间会产生冲突，如一个母亲需要保护她的孩子，但同时又要鼓励他们勇于冒险。有时不同角色之间也存在一些冲突，如厨师在制定菜单时需要兼顾价廉和物美。

　　对这些动态因素的认识、角色的范围和扮演角色的不同方式，可以成为诊断的线索或者治疗的线索。

　　根据角色理论，当来访者寻求咨询时，我们需要考虑以下问题：

· 人格的某些方面被压抑了吗？这是否在某种程度上给自己和他人造成了困扰？

· 某些角色的表达是否过度或者扭曲？

· 基本需求是否能被识别？

· 表达人格某一方面的角色被过度发展，是否可能因为其他方面被忽视了？

· 个人发展的重要需要是否被压抑或否定？来访者的行为是否表达了他试

图努力补偿或掩饰这些需要？（Blatner & Blatner，1988，p. 106）

一　麦克斯·克莱顿（Max Clayton）

麦克斯·克莱顿为角色理论带来了另一个视角，他以系统观来解读角色。"渐进功能角色系统"（Progressive and Functional Role System）认为，角色要么得到良好发展，要么处于发展之中，这些角色展示了一个人处理困难情境的能力。"应对性角色系统"（Coping Role System）则包含那些朝着渐进功能角色系统发展的角色，以及那些远离并反向而行的角色。"应对性角色"可被看作在面对威胁时，由于缺乏更有效的应对方法所采取的临时措施。最后，他描述了一个"碎片化功能失调角色系统"（Fragmenting Dysfunctional Role System）。在这个系统中，角色的功能不断减弱或固化不变。克莱顿主张关注并强化"渐进性角色"，使其进一步发展，从而弱化"应对性角色"系统。他认为，"渐进性"和"碎片化"角色系统之间的工作联系越强，碎片化角色越有可能从不变的类别（unchanging category）转移到递减的类别（diminishing category）。克莱顿与威廉姆斯（Williams）、布斯托斯（Bustos）不同，他并未选择去揭示"角色源点"（the locus of the roles），而是描述"碎片化"和"功能失调"。他认为，角色训练"旨在突破特定功能（角色）的局限，从而使人们可以更充分地实现职业目标或者个人目标"（Clayton，1994，p. 142）。因此，克莱顿并不聚焦于经典心理剧所重视的完整人格的重构，相反，他的方法更聚焦于行为改变，更重视已存在的或发展中的"渐进性角色"。

因此，会谈一开始先描述某些需要关注的角色功能。然后，用戏剧演出的形式呈现一个相关情境，并由此来进行角色诊断，以识别出哪些角色是适宜的，哪些是发展过度的，哪些是冲突的，哪些是缺失的。

一　安东尼·威廉姆斯（Antony Williams）

安东尼·威廉姆斯进一步发展了莫雷诺的角色理论，他认为有必要将角色分为五个部分来加强理解这个过程。作为一名系统派治疗师（systemic therapist），威廉姆斯认为角色存在于系统之中，这个系统由自我和他人所组成，他提出："一个人的内在自我不可避免地与他人的自我交织在一起……心理剧导演需要尽可能找到角色之间的相互作用"（Antony Williams，1989，p. 23）。策略派心理剧（Strategic psychodrama）聚焦于家庭关系和家庭忠诚，这些对角色具有持续的影响作用。未成年来访者几乎无法选择成为怎样的角色（存在方式），或许这是因为他们年龄太小，无法考虑用其他方式来应对生活和事件；或许也是因为儿童身处成人世界中，他们没有绝对的话语权。孩子在面对虐待、施暴的父母时，除了压抑心声、挣扎生存之外，别无他法。然而，这些角色持续影响着成年生活，会带来更多的问题，可以通过心理剧来获得矫正性经验。威廉姆斯认为，心理剧的目标在于帮助个体发展出更具功能性的角色系统，并与原有的角色系统相联系。"策略派心理剧的方法旨在于系统中推动新角色的产生，进而使自我功能发生快速且持久的改变"（Antony Williams，1989，p. 23）。

威廉姆斯认为角色并不是孤立存在的。因此，在探索角色时，治疗师一定要考虑来访者及其角色所处的情境。贝特森（Bateson，1979）指出，角色的背景以时间为线索，展现出主角对他人言行所做的反应，"收集角色背景资料，是在特定的情境下，探索主角的社会原子中其他成员的言行"（Williams，1989，p. 59）。威廉姆斯在此处想表达的意思是，一个人的行为反应（存在方式）并不是静态的，而是受到对方反应的影响，无论是人还是情境变化。角色并不是固着不变的，如果个体试图将一个情境中的角色保持固定，一直延续到另一个情境之中，这将会给他们自己以及场景中的他人带来非常大的痛苦。因此，情境和时间对于采取适当的反应是非常重要的。例如，一位母亲在抚养孩子时，与其身为公司领导处理工作时是相当不同的。类似地，作为公司领导，当员工痛失亲人时，她需要比平常更有同理心，而不是杀伐决断。

在理解由背景定义的角色时，威廉姆斯还考虑了其他四个因素。咨访双方就需要解决哪个角色系统达成共识后，治疗师还需要了解来访者的行为反应（behavioural response）。这不仅需要关注来访者说的和做的，还需要关注他们未说的和未做的。详细的行为信息可以揭示重要的扭曲信念或冲突想法，而这是理解来访者行为的系统化运作功能的关键。在一对一心理剧中使用行动方法时，治疗师最好能循序渐进地探询问题事件产生前、中、后的情况，以及来访者尝试过的解决方案。

角色的第三个组成部分着重于由他人的反应引起的感觉，并在个人的行为中发挥作用。当来访者感到受伤或被拒绝时，他会爆发出强烈的愤怒情绪或表现出退缩行为。

第四个组成部分也许是最重要的部分，即来访者的信念系统（belief system）。个体关于自我、他人及所处世界的信念，塑造并促进个体的行为反应。心理治疗师需要找出来访者的信念结构是怎样的，需要引导来访者特定的行为走向：怎么说，怎么做，相信什么，不相信什么。如果我们的来访者曾遭受过重要他人破坏或滥用他们的信任，那么他们与其他人的关系最好的情况是基于谨慎和怀疑，最坏的情况是不惜一切代价避免关系。

角色的第五部分是结果（consequences）。尽管角色带来的结果是无法预测的，但必然有其影响。通常，只有当个体觉察到结果时，角色的重要性才能清晰地呈现出来。因此让来访者了解到其反应的结果是很重要的。

一 达尔米罗·布斯托斯（Dalmiro Bustos）

这让我们想到了达尔米罗·布斯托斯的贡献，他是阿根廷心理剧治疗师，最初的研究领域是精神分析。他拓展了莫雷诺的角色理论，阐明了莫雷诺提出的"源初状态"（status nascendi）和"角色源点或角色矩阵"（locus or matrix of role）这两个术语的运用，前者指的是角色产生的时刻，后者指的是角色形成的过程。布斯托斯对能引起个体特定反应的条件因素很感兴趣。这与威廉姆斯的角色理论十分相似。布斯托斯认为，当来访者带着特定诉求前来咨询时，治疗师需要考虑以下几点：

1. 明确地具体判断什么是错的，什么是必须纠正的；
2. 探索某个角色产生的源点或一组条件因素；
3. 探索个体面对当前刺激所做出的特定决定性反应（角色矩阵）；
4. 探索反应出现的特定时刻（源初状态）（Bustos，1994，p.64）。

通过追踪角色源点，治疗师能够理解角色出现时的条件因素。显而易见，正如在"威廉姆斯的贡献"这一部分中所阐释的那样，孩子的年龄是一个决定因素。父母的回应，关于如何应对的暗示和明示的信息，以及特定回应方式的后果，也都很重要。如果父母以某种方式做出反应，作为目击者的孩子可能会看到发生了什么。而且，在孩子成长的环境中，是否存在一个重要他人，可以支持他、提供不同视角或"安全基地"，也是理解角色最初反应的促进因素。

所有这些因素——孩子的年龄、父母的回应、以特定方式回应的结果，以及在孩子成长环境中是否有支持性他人，都将决定孩子的反应。

布斯托斯和威廉姆斯一样，他主张以系统论方式来理解人类的遭遇，并发展了莫雷诺的角色理论——倾向于形成角色的群集（clusters）和角色的交互形态（Moreno 和 Moreno，1977）。对于布斯托斯而言，有三个主要的角色群集：

- 群集一——被动融入、形成依赖；
- 群集二——追寻所愿、实现自主；
- 群集三——分享、对抗和竞争。

群集一：作为个体，我们知道要像成年人一样去爱，我们需要充分地依赖我们所爱的人。但生活总会不时带来挫折与丧失，正是在这些时候，我们需要允许自己接受关心和支持，允许自己消极和依赖他人。

群集二：指那些可以带来自主和独立的角色。在这一群集中，那些代表着工作、自信、成就能力以及行使权力的角色将显现出来。

群集三：该群集聚焦于友谊角色和陪伴角色。它们或许是校园内的，或者是手足间的，涉及对抗、分享和竞争。根据布斯托斯的说法，这些角色有助于我们对他人行为做出限制，有助于我们保护边界、抵御攻击。

这些集群中的角色要么是对称的（互补角色具有相同的层次结构，适用于双方的规则相同），要么是不对称的（权力显然由涉及的两个人中的一个处理）。这些概念可以使治疗师有效地理解来访者的动力。哪些角色需要保留？哪些角色受到的影响最大？哪些角色功能需要再接受训练？个体在这些角色群集中可能会有一个或多个困难的角色功能。例如，来访者可能难以让他人照顾自己或寻求支持，可能无法自主并实现其目标，也可能无法在竞争中保护自己免遭人身攻击（Bustos，1994）。

伦 敦 中 心 的 方 法

伦敦心理剧中心采用并调整了威廉姆斯和布斯托斯的角色理论，为团体和个体治疗师提供了一个工作框架。

在心理剧工作的初期，治疗师会与来访者建立一个合约，内容包括本次治疗的重点是什么，问题是什么，需要改变什么。制定合约可以避免治疗师偏离目标，并且搜集的任何信息都需要与治疗目标有关，这样就可以确定哪些是相关的，以便丢弃不相关的信息。在个体和团体心理治疗中，治疗师会通过询问"我们在哪里？""发生了什么？""其中涉及了哪些人？""谁先开始行动的？"之类的问题，以使来访者回忆一个能演示或确认其问题的情景。

个体和团体治疗师在听故事的同时确定角色结构，可以通过使用"小天地"人物模型（small world figures）的行动或使用团体心理剧中的辅角再现问题。

背景（context）：促使来访者采用这种行为方式的情境或环境，是感觉上的拒绝、羞辱等？

行为（behaviour）：当呈现的情境与重要他人有关，并勾起过去的记忆时，来访者会做什么或不做什么？

感受（affect）：来访者对这种互动有什么感受？

信念系统（belief system）：驱动来访者行为反应的潜在信念系统是什么？我们做出某种反应的原因是非常重要的。

结果（consequences）：当来访者选择以某种特定方式回应时，对其本人及对方有什么影响？

建立了对角色的分析之后，治疗师和来访者发现，这有利于探索情境相似但内容或人员不同时，来访者是否会做出相同的反应。这个发现对来访者来说是很有启示的，因为我们常常误认为我们的问题出在某个人身上，而不是某种情境，如果我们能改变相关的人，问题就会消失。但是，有多少人离婚后找了一个新的伴侣，却发现随着时间的推移，当类似的冲突发生时，同样的问题又出现了。

在确认了角色结构（威廉姆斯的角色五成分）并进行了角色分析后，治疗师将确定信念系统的条件因素，信念系统在特定情境下会驱动行为反应（布斯托斯的角色源点）。治疗师带领来访者回到童年早期，他们在那时形成了对自己、他人以及世界的信念。这可能是因为来访者在童年时期经历过类似的情境（布斯托斯的源起状态），他们因为受到斥责、惩罚，甚至殴打，而学会了压抑自己的情感和声音。现在遇到相同情境时，他们只能选择接受"宿命"。也可能是因为，他们见证了其他人反抗权威的后果，间接学会了不要反抗权威而做自己认为对的事。也有一种可能是，他们认同他人的行为，而把它变成自己的行为。在治疗过程中，来访者有多少次会承认他们的反应就像他们的父母的反应一样?! 我们的过去塑造了现在的我们，因此，我们需要对过去给现在的生存方式（角色）留下的伤痕加以重视。

当到了角色源点这步，确定了条件因素之后，治疗师必须开始进行干预。治疗师在确认来访者别无选择，只能按照"既定信息"反应后，必须即刻面质并解构那些功能失调的信念系统，以阻断或持续阻碍来访者对特定情境的角色反应。一旦意识到反应模式，来访者将需要处理那些使他们功能失调的信念系统。这可能会引发愤怒表达、伤心落泪，或者说出当时没有被满足的需要。同样重要的是，来访者需要接收不同的信息，并允许自己在特定情况下以不同方式反应，这样就改变了激发行为反应的信念系统。对于来访者和治疗师而言，这是治疗过程中扣人心弦、情绪迸发的阶段。在本书后面的章节中将展示如何使用行动演出技术来完成这一阶段。

重要的是要记住，莫雷诺的存在主义方法（existential approach）认为，个体反应（角色）的每个当下，充斥着过去的记忆痕迹，以及对现在和未来的焦虑。他强调的是现在和未来，了解过去仅仅是为了改变现在，只有了解我们的过去才能改变我们现在的反应方式。因此，在理解了对特定情境的反应之后，让来访者在治疗中有机会练习不同的行为反应是至关重要的。这就引出了角色训练（role training）的概念："相较而言，角色扮演侧重于探索角色形成的内外特质，角色训练更像是一种尝试，让来访者在未来的情境中充分地预演"（Fox，1987，p. 63）。莫雷诺把心理剧看作是练习生活的实验室。伦敦心理剧中心强调了为来访者提供练习新的生存方式与练习新角色的机会的重要性。对于团体和个人治疗师而言，这需要与来访者一起反思——他们已学到了什么，还需要改变什么，以及如何改变。这可能只是带来对自己的提醒或与重要他人的谈话。

心理剧的过程简单有序。与主角工作时，我们需要：

- 从当前的问题出发；
- 寻找近期相似的事件；
- 探索与遥远的过去事件的联系；
- 必要时引导宣泄；
- 把使来访者功能失调的事件、选择和行为具体化；
- 帮助来访者看到生活中的其他选择；
- 帮助来访者进行认知和情绪的整合；
- 实现结束预后，即来访者把从治疗中学到的东西运用在生活中（Goldman 和 Morrison，1984）。

基于对莫雷诺角色理论的理解及运用，我们丰富了上述过程。

结 论

充分理解角色理论及其应用，丰富了不同领域治疗师的工作方法，也对那些选择一对一工作框架的治疗师有所帮助，为其所做的干预提供信息和指导。

参考文献

Bateson, G. (1979). *Mind and Nature: A Necessary Unity*. New York: Bantam Books.

Biddle, B. J. & Thomas, E. J. (1966). The Nature of Role Theory. In *Role Theory: Concepts and Research*. New York: Wiley & Sons.

Blatner, A. & Blatner, A. (1988). *Foundations of Psychodrama History, Theory and Practice*, 3rd edn. New York: Springer.

Bustos, D. (1994). Wings and Roots. In *Psychodrama Since Moreno*, edited by P. Holmes, M. Karp & M. Watson. London: Routledge.

Clayton, M. (1994). Role Theory and Its Clinical Application in Practice. In *Psychodrama Since Moreno*, edited by P. Holmes, M. Karp & M. Watson. London: Routledge.

Fox, J, (1987). *The Essential Moreno: Writings on Psychodrama, Group Method, and Spontaneity*. New York: Springer.

Goldman, EE & Morrison, D. S. (1984). *Psychodrama: Experience and Process*. Dubuque, IA: Kendall/Hunt.

Kipper, D. A. (1986). *Psychotherapy through Clinical Role Playing*. New York: Brunner/Mazel.

Linton, R. (1936). *The Study of Man*. New York: Appleton-Century.

Mead, G. H. (1934). *Mind, Self and Society*. Chicago, IL: University of Chicago Press.

Moreno, J. L. (1934). *Who Shall Survive?* Beacon, NY: Beacon House.

Moreno, J. L. (1953). *Who Shall Survive?* 2nd edn. Beacon, NY: Beacon House.

Moreno, J. L. (ed.) (I960). *The Sociometry Reader*. Glencoe, IL: Free Press.

Moreno, J. L, (1966). Psychiatry of the twentieth century: function of the universalia; time, space, reality and cosmos. *Group Psychotherapy* 1. , 1946 – 1958.

Moreno, J. L. & Moreno, Z. T. (1977). *Psychodrama*, vol. 1, 4th edn. Beacon, NY: Beacon House.

Starr, A. (1977). *Psychodrama: Rehearsal for Living*. Chicago, IL: Nelson-Hall.

Williams, A. (1989). *The Passionate Technique: Strategic Psychodrama with Individuals, Families and Groups*. London: Routledge.

第3章　具象化和视角转换

安娜·切斯纳

温尼科特（Winnicott）在《游戏与现实》（*Playing and Reality*）一书中写道：心理治疗是治疗师与来访者两个人的游戏，发生在二者的互动之中（Winnicott，1971，p. 44）。

在接下来的两章中，我们将探索心理剧的核心技术，并思考如何将"游戏"这一元素引入到一对一的治疗工作中，充分发挥游戏的价值。同时，我们整理了临床工作片段作为例子加以说明。角色与镜观（mirroring）是建立在具象化的基础之上的。因此，本章主要探讨具象化技术，下一章重点介绍角色技术。

具　象　化

具象化是心理剧的重要特征之一，即把原本不可名状的内在体验用具体的形式表达出来。正如保罗·霍姆斯（Paul Holmes，1992）在《内部世界的外化：心理剧与客体关系理论》（*The Inner World Outside: Object Relations Theory and Psychodrama*）中所强调的那样，心理剧让藏在心底的内容"显露在外"。为什么需要具象化呢？卡夫卡（Kafka）曾这样描述自己尝试理解哲学著作的情形："我必须用手指着，逐字阅读，不然就容易走神"（Kafka，1913，p. 207，引自 Frohn 和 Klein，2016）。同样的方法也适用于人们试图理解生活阅历，因为对许多人而言，其生活阅历好比卡夫卡手中的哲学书一样，晦涩难懂。通过外化人们的内部世界，把内在观念和人际模式变得更加具体形象，有助于人们对此进行反思。由此可见，我们真的可以"用手指着"那些曾经难以把握的事情。

因此，具象化是用具体形态代替抽象语言来呈现情境或动力（dynamics）的一种技术，动力可以是关于人际关系的、系统的或者是内在的。具象化形象构成了治疗师和来访者所共有的第三空间（third space），或者称为阈限空间（liminal space）（Van Gennep，1961；Winnicott，1971）。对第三空间的探索，可以一部分一部分地进行，也可以将其当作一个整体来探索。咨询师为使来访者获得不同视角——包括表层视角和隐喻视角，可以引导来访者移动具象化形象，也可以让其在具象化空间中走动。具象化可将现在的情境如实呈现，也可以将其转化为一种未来的可能性，例如渴望的东西或者是害怕的东西。可以通过增加缺失的角色或是完善未发展的角色，来丰富这个空间。具象化的过程就像在做游戏，正如温尼科特关于治疗的游戏隐喻那样，可以说具象化的互动游戏正是心理治疗的精髓。

具象化作为一种技术需要一个大小合宜的舞台（又称演出区）和观众区（又称旁观者区）。设置观众区与观察性自我（observing ego）的作用有关。舞台和观众区的设置，是具象化技术在一对一心理剧中的独有特征，本身也具有极大的治疗作用。

我将分享一些例子，这些例子遵循心理剧"演出来，不必说"的重要原则，并对所使用方法的作用和目的进行一些反思。我们直接从咨询案例开始介绍。

片段 I: 通过具象化找到焦点

来访者凯瑟琳: 我不知道从哪儿开始,最近发生太多事了。

治疗师: 我这儿有一堆不同颜色、纹理、设计的靠垫,我们可以把你所说的内容分为不同的议题,你来选择靠垫,一个靠垫代表一个议题,选好后放到地上合适的位置。

凯瑟琳: 嗯,好的。正如我所说的,我最近睡得并不好。这个柔软而蓬松的垫子放这儿,代表我缺少的睡眠。然后,我还和我的伴侣吵架,因为他又很晚回家,这让我十分生气……所以,这个红色的垫子放在那儿。同时,我很担心我的孩子们,我不想因为我们的争吵而影响他们……所以,这两个很可爱的垫子,一个代表彼得,一个代表波比,把它俩放在一起吧。

治疗师: 那么,上周我们讨论的那件事可以用什么来代表呢,关于你正在找的新工作?

凯瑟琳: 哦,是的,好吧! 它被这些突然冒出来事给淹没了——这个金色的垫子就很合适,它是我梦寐以求的工作……但是它在那边的角落里。我现在根本顾不上它。

治疗师: 那么,看看今天这一圈的问题,你希望我们把焦点放在哪里?

凯瑟琳: 那个红色的靠垫吧,我需要弄清楚我和伴侣之间到底怎么了。

一 评论

在这个例子中,来访者在选择和放置垫子的过程中,用自己的方式找到了本次治疗中优先聚焦的议题。这个过程非常自发,因为她选择、放置垫子的动作几乎是下意识的,相当连贯。并且,物体远近的视觉影响使她清晰地意识到应该从哪儿开始。当来访者产生更高水平的阻抗时，我会主动发起具象化，以此对听到的内容进行反馈，同时通过"演示而非讲述"的方式建构接下来的治疗。之后，邀请来访者把垫子重新放到他们认为更合适的位置上（图 3.1）。

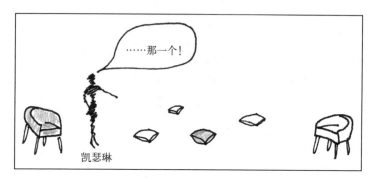

图 3.1 通过具象化找到焦点

具 象 小 天 地

在一对一心理剧的实践中，微缩模型（Miniatures）有许多使用方法。一般来说，需要先确定治疗工作的舞台或行动区域（图 3.2）。可用彩纸或彩布作为象征性的颜色背景，其大小和形状可由来访者随意折叠、塑造。沟通魔方（communicube）或对话井（communiwell）（Casson, 2007）也是很好的选择。两者都是用透明塑料搭建的多层结构，既提供了独立的分层舞台，又能合并为一个整体空间。沙盘则是另一种类型的舞台，通过把玩干沙或湿沙，将其捏塑成微缩模型中的立体背景，从中可以获得丰富的感官体验。来访者不仅可以把微缩模型放在沙盘上，也可以掩埋隐藏微缩模型，或者半隐藏微缩模型。基于荣格理论，沙盘的使用本身也是一种治疗，即沙盘疗法（Sandplay Therapy, Turner, 2005）。而在游戏疗法中，沙盘的应用则更为常见（Homeyer, 2016）。心理剧实务工作者可以在两种疗法中任择其一进行针对性训练，从中领悟其蕴藏的潜能。或者，他们可以自发地接触沙盘，这也是投射性心理剧工作的另一种"舞台"形式。

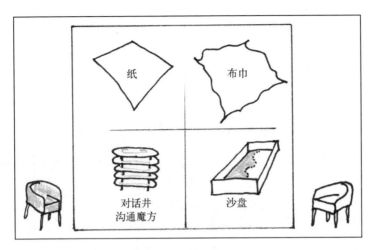

图 3.2　小天地的演出区域

对于大多数人来说，专注于小天地的塑造过程，会发生一些类似于催眠的情形。这种过程中的专注，好比小孩子的投射性游戏，或是艺术创作过程中常见的那种创造性专注。我想起了自己沿着海滩散步的经历，沿途散落着鹅卵石、小石头和贝壳。当我们开始挑拣东西的时候，会先扫视一圈眼前的东西，还可能会捡起一两个，放在手中感受一下，由此决定"就是它"，还是可以舍弃的。就像是，当那个东西"匹配"上了，我们能认出来似的。也许仅是因为它传递了一种美感，或是我们发觉这个东西镜映了一种内在状态。大多数人都能理解，这种感觉就像是小孩通过玩游戏的方式来探索世界。当我们在排布、摆弄这些物品时，便进入了一种自我表达的艺术创作模式，这对大多数人来说是自然发生的。

在咨询室中，来访者选择微缩模型物件时，通常需要更多指导（图 3.3）。治疗师可能会邀请来访者："选择一个物件，代表当前讨论情境中的你，再选择另一个物件，代表重要他人。"来访者在选择物件用来代表自我、部分自我、他人甚至一些抽象的价值观念时，会激发出创造性的投射。通过这种投射，他们将大量的个人理解赋予这些物件。

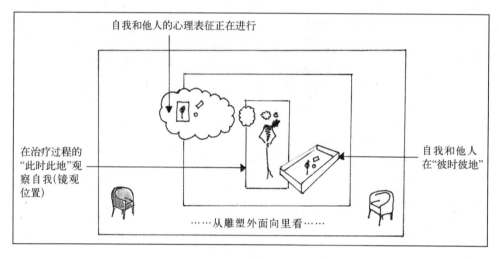

图 3.3　小天地的具象化

　　来访者作为处理和放置物件的人，首先是作品的创造者、雕塑家或导演。当各个物品都被安顿好以后，来访者会更多地转向观察或镜观的位置，这激发了来访者的即时反思：此刻塑造的是什么？它又代表着什么？

　　来访者在这些物件及其彼此间的特殊关系上投注的意义，体现出一种深刻的个人特质，即同化（absorption）与认同（identification）。通常，治疗师避免接触所放物件，因为它们此时代表来访者内心世界的一部分。

　　微缩模型作为一种技术，本身包含一个悖论：观察者（大）和被观察者（小）的相对尺度是来访者直接赋予的，与现实存在审美差距（aesthetic distance）；潜意识或前意识的同频，对所选择对象的认同，使得来访者被卷入得更深。无论来访者从雕塑内部看出去，还是从雕塑的外部看进来，都是在体验他们自己。

解 决 情 境 迁 移

与团体心理剧的某些情况相似，当治疗师在小天地的塑造中引入角色采择和角色交换作为附加干预技术时，来访者就有可能从同一情境的多个角度获益。在下面的示例中，我们可以看到来访者是如何通过展示一个最近出现的问题情境，来揭示隐含其中的成长情境，类似于经典团体心理剧的源点工作（locus work）。来访者所展现的情境，可以从情境迁移的角度来理解，即此时此地的情境唤起了早年彼时彼地的情绪和行为反应。

来访者通过把对自己和他人未言明的看法清晰地表达出来，从而在当前找到通往重大转变的路径。我们从行动阶段开始这个会谈。

来访者彼得：这个拿着足球的害羞的小男孩是我，笼罩在我身上的怪物是我的焦虑。我们正面对着我的部门经理，那是一只獾，也是我焦虑的核心所在。

治疗师：那只怪物总在那儿吗？

来访者：不，只有当部门经理盯着我不放的时候，它才在那。

治疗师：把你的手指放在獾上，并像你的部门经理一样对你说话（指向那个小足球运动员）。

来访者扮作部门经理：上周我叫你做的报告呢？我想我们说好了你会在今天早上提交，不是吗？

治疗师：好的，现在把你的手指放在焦虑，也就是那个怪物身上，让我们来听听内心的声音。

来访者扮作焦虑：这下糟了！他一定知道你很没用，他把你看得透透的！我有种不祥的预感，你会失去这份工作的。害怕吧！你又愚蠢又没用，这下全暴露出来了吧！

治疗师：现在把你的手指放在代表着你的这个小足球运动员身上，让我们来听听你的想法，以及你想对你的老板和你的焦虑说些什么。

来访者扮作工作中的自己：我觉得自己很渺小，有点儿呆住了。我不会对老板说太多……只是回应"工作正在做"之类的。而对于我的焦虑，更多的是身体反应。我的内心在剧烈颤抖，而且还挺同意焦虑所说的："是的，我就是这么没用，我进不了球，完成不了任务。"（图3.4）

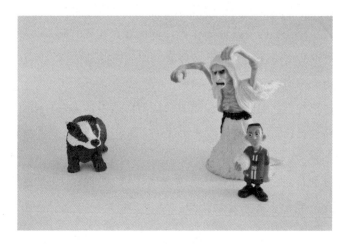

图3.4　彼得面对部门经理

这个工作场景包含了人际因素和内在因素。当来访者和治疗师对这个情景展开反思时，具象化工作就结束了。接下来的治疗环节将采用语言对话的形式进行。或者，也可以把具象化的人物形象看作当前的场景，探索由此也更深入。

治疗师：由此我们可以看到，当权威人士（部门经理）来提醒你什么的时候，可能是你需要提交什么东西，或是你迟迟没有完成某个任务，或者没有达到某个要求……就像这个场景，你对部门经理的角色反应可能不是那么清晰明了，因为你正要说诸如"工作正在做"之类的话，而在你心里的又是另一个故事，你在发抖，你的焦虑就像只自我攻击的怪物，不断用语言削弱你的自信。它告诉你，你不能完成什么事，你是无用的。这也是你当下对自己的看法。而这反过来又导致你感到困顿、匮乏以及孤立无援。在这里我还注意到，你无法调动自己的资源或寻求帮助。对你来说，这的确是一个困顿且非常不舒适的情境。

　　彼得：没错！

　　治疗师：当你看着这个小足球运动员，他正被那个怪物用语言攻击，显得那么无助，你是否知道怪物背后是谁？

一 评论

　　这个提问呈现出会谈的转折点。对来访者而言，这是建立联结的邀请。邀请背后的想法是对当前或近期情境的扭曲和极端反应，在本质上可能是迁移性的，提供了一扇进入来访者早年重要记忆的潜在大门。

　　来访者彼得：当我看着这三个人物形象时，我看到了很多人……在部门经理背后的可能是我上学时的数学老师，那个怪物形象就是我的父亲，而那个小男孩是大约 11 岁时的我。我的父亲是一名科学家，他非常没有耐心，当我不能立刻把事情弄明白时，他会对我非常失望。真奇怪，我隐约感到一些过去的东西被唤醒了，这种感觉是如此清晰！

　　治疗师：让我们将它变得更清晰一些。我想请你选择一个形象放在焦虑怪物背后来代表你父亲当时的样子，再选择另一个形象放在部门经理的背后来代表你的老师。

　　彼得把一只狐狸放在獾后面来代表他童年时期的老师，把一只猫头鹰放在怪物后面来代表他的父亲。

　　此时所形成的双重意象，展示出"此时此地"当下的情境和"彼时彼地"当时的情境相互叠加。可以清晰地看到，来访者在两个场景中的反应模式的相似性，咨询师和来访者可以一起对此进行反思（图3.5）。

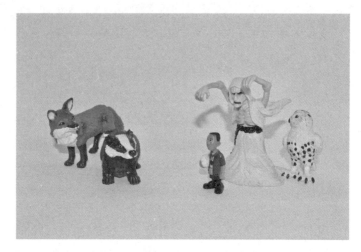

图3.5　彼得的过去影响了他的现在

一　评论

现在，三个不同时间的场景共同存在于这个房间里：治疗师和来访者此时此刻的反思场景，来访者近期的工作场景，以及来访者童年的重要场景。相较于此时此地的治疗师和来访者，具象化形象的大小促进了反思的进行，并有助于避免来访者被过多的材料所淹没。正如接下来这段文字所展现的那样，该技术可以帮助来访者理解自己的内心，质疑自己先前对自我和他人潜在的假设或信念。

彼得：我明白为什么我会选择那个小足球运动员形象来代表现在的我，在工作的时候，我感到孤独、害羞、能力不足而且资历尚浅，这就像曾经我在学校里苦苦挣扎的日子。我对部门经理的反应就好像他难以接近一样，但实际上他并不是这样的，如果我请教他的话，他可能会给我一些指导。但是我总会选择拒绝寻求帮助，我疲于被那个怪物摆布，自我贬低，对自己不耐烦，就像我父亲对待我一样。

治疗师：看着这个，你当下的感受是什么？

彼得：愤怒！我必须得做出一些改变了。我想告诉我的父亲不要再逼迫我了，我也想告诉我的焦虑不要再烦我了。我想给自己一个新的信念，帮助自己更有力量，更多的是在成人角色里。

治疗师：来，继续，我们把这个想法先告诉你的父亲。

彼得：（用手指着小足球运动员，并看着猫头鹰的身影）走开，爸爸，我不想承受你对我的失望和沮丧。如果你不能帮我，那就走开！（图3.6）

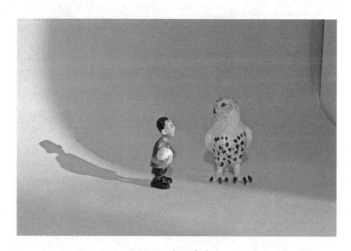

图3.6 与父亲会心

治疗师：还有吗？

彼得：也许还有，但现在这样就足够了。我想与我的焦虑说说话。我想要改变它，缩小它……（拿走怪物，用一只更小的西班牙猎犬来代替）我需要一个更忠实的内在声音。

治疗师：让我们听听那个新的声音。来，把手指放在西班牙猎犬上，然后把想说的话讲给彼得听。

来访者彼得（作为西班牙猎犬的彼得）：我与你同在，我知道这很难，但我们可以做到，我对你很忠诚，并会一直伴你左右。你可以学到新的应对方法，你一定可以的。

治疗师：我听到了你声音中饱含的情绪，看到了这个新信念有多么触动你。

彼得：是的，我需要再练习一下。这让我感到温暖而且不那么孤独，这更像是我找到了自己的成年角色（图3.7和3.8）。

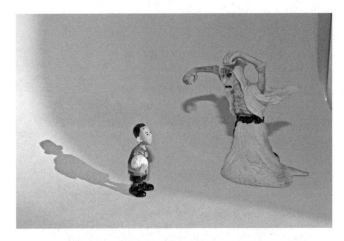

图3.7　与焦虑会心

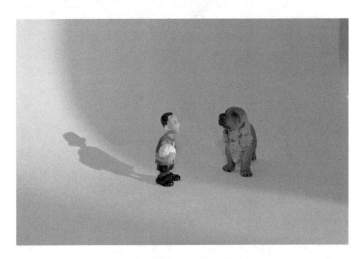

图3.8　发展一个新的内在角色

会谈的最后环节是去角和对重要关系进行反思。随后的咨询进程强调对这个部分的感悟，以及从中产生的作用。当面临新的挑战时，来访者可以把西班牙猎犬的想法作为支持性的内在声音给到自己。

具 象 化: 小 天 地 的 时 间 线

使用具象化技术是为了标识出一系列的时间节点，可能是生命历程中的关键点，或是某些更加聚焦的议题，比如来访者的关系史、成瘾史，或丧亲史。一条具象的生命线可以是一根绳子或长丝带，上面点缀着来访者所设定的人生起落。相关人物或时间点都可以具象成微缩人物、木块、贝壳和石头。这些都是按发生的时间顺序进行排列的，或许线的一侧是更积极的人、事、物，另一侧是更具有挑战性的人、事、物。

小天地建立好后，来访者可以就此展开讨论，坐下或者站着都行。这个小天地可以是一个即时瞬间，也可以代表整个叙述过程，这对于将特定时刻置于更长的故事背景之中尤其有帮助。把互动模式和时间序列变得显而易见，有助于来访者和治疗师理解。来访者可以决定哪些事件、遭遇和关系是至关重要的，并将其标记下来，作为将来进一步探索的议题（图 3.9）。

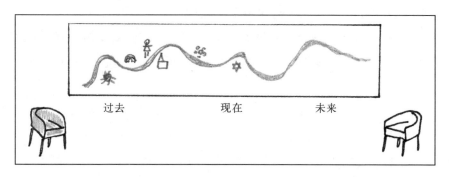

图 3.9　小天地时间线的具体变化

该技术在结构上很简单，如果在两次治疗会谈期间出现新的信息，来访者则可以在之后的会谈中重构这个小天地。因此，具象的叙事是一个不断发展的过程，并非固定不变。

治疗师可以邀请来访者，调整他们在这条关系线上的相对空间位置。澳大利亚心理剧导演安东尼·威廉姆斯发展了一种相关技术，即"记忆巷"（Memory Lane），这种技术要求来访者站在时间轴上，代表当下的位置。这就创造了一个清晰地回顾时间的初始视角，并将当前的作品锚定为一个可以返回的地方。随后，咨询师邀请来访者来到时间轴的起点，沿着这条时间线，从过去走到现在，并对行走过程中浮现出来的记忆一一命名。

具 象 化：家 庭 雕 塑 或 社 会 原 子

在治疗的早期阶段或治疗过程中，当来访者想要回顾特定时期的历史事件时，使用微缩模型十分有效，因为它可以描绘出来访者当下的或过去的家庭系统。微缩模型紧凑地传递了大量基本的历史信息，其中的人物是讨论关系、家庭角色和文化的焦点。同时，物件之间的距离、空间关系以及物件的选择都会带来启发，而且这个过程还可以让来访者从家庭系统的不同角度进行反思。治疗师的好奇心也可以通过雕塑间接表达出来，而不是一连串略显冒犯的提问。

下面节选了一位新的来访者帕蒂（Patti）第二次咨询时的部分内容，她向治疗师介绍了她成长过程中的家庭动力。她为自己、哥哥和父母创造了一个小天地。

治疗师：我注意到你和哥哥站在一起，你父亲站在你们身后。你们可以从你们所在的位置看到他吗？（在雕塑中指出来访者的形象）

来访者帕蒂：实际上，我们看不到他，我们几乎见不到他。他总是忙于工作。其实我们最常见到的是我们的保姆。她应该在画面里的，我能把她加进去吗？

治疗师：当然可以！你可以选择一个形象来代表她。

帕蒂：（在雕塑中放置了一个相对大的农妇形象）放在那儿，这下完整了，她是和我们在一起的。

治疗师：看起来，她似乎正好站在你们和你们的父亲中间。

帕蒂：是的，实际生活中的事情几乎都是她在操心，但从情感上来说，我还是想要妈妈……她在某种程度上也处于我和妈妈之间。有趣的是，我把她放在这个位置，我的哥哥可以和妈妈直接建立联系，但是我必须绕过我的保姆……还真是这样，事实就是这样。

莫雷诺为了绘制来访者的关系世界，发展出社会原子（social atom）和文化原子（cultural atom）的概念。这些技术可以在纸上画出来，也可以在三维空间中使用。在上面的例子中，小天地的具象化可使来访者和治疗师有机会一起观察家庭系统。治疗师邀请来访者创建社会原子时，会关注一个更广泛的问题，即"你现在的生活中都有谁，以及在你们的关系中你处在什么位置？"这可能包括同事、社交、宗教和政治团体，以及原生家庭和当前家庭的网络。来访者首先选择一个人物来代表自己，然后放置其他人或群体，并和自己构成一个空间关系。不是根据与他人之间的地理距离来放置，而是根据情感上的联系、亲密度或重要性来放置。无论情感体验是正向的，还是负向的，都需要展现出来。除此之外，雕塑中的人物可能是已经过世或离开的人，也可能是那些与之有冲突关系的人。

理解这些具体关系的一个有效方法是借助"心电感应"（tele）这一概念。心电感应是莫雷诺提出的理论，指的是人与人，或团体与团体之间正向的、负向的或中性的感应（Moreno，1978）。咨询师可能会要求来访者用手指出哪里是相互的正向心电感应，即彼此产生积极感觉，并能得到回应；哪里是相互的负向心电感应，即彼此能感受到对方的敌意、怨恨和愤怒；以及哪里是一个并不对等的心电感应，即当一方寻求亲近时，另一方却寻求远离和漠视。这种探索通常会强调关系模式以及治疗工作中的重点。这种方法在治疗开始阶段特别有用，可以作为一种评估形式和一种追溯改变的方法。

具象化和创建功能角色

"角色"是一种存在形式。莫雷诺角色理论与后莫雷诺角色理论让我们有机会概念化我们的存在方式，以自发性和创造力的方式来应对不同的情境。莫雷诺将自发性定义为"对新情境的适当反应或对旧情境的新反应"（Moreno 1978，p. 42）。在上述彼得的例子中，我们看到他对旧情境产生了新的反应。而在下面玛雅（Maya）的案例中，我们将看到她面临一个新的情境，找到了一种适当的应对方法。教育来访者将角色视为一种"存在方式"是很有用的，并告知我们的个人角色目录是由一些过度发展、发展不足，以及适度发展的角色共同组成的。这个概念中隐含的信息是，我们有能力改变我们的存在方式。这个"我"，不是固定不变的实体，而是与我们周围世界相联系的过程。除此之外，具象化可以被用来促进深层次的工作，并改变角色目录或平衡内部角色。在下面的例子中，一位名叫玛雅的年轻女性正面临着一个新的情境，但与此同时，她也找到了可以赋予自己力量的表达方式。

本次会谈的主角玛雅，是一位 20 岁的年轻女性，患有抑郁症且有自残史。她最近和一位男性盖伊（Guy）发生了第一次性接触，这对她来说是一个重大的突破，但同样也让她的情绪像过山车一般起伏不定。然而几周之后，她发现盖伊一直在欺骗她。

来访者玛雅：我很矛盾，我恨正在发生的一切，我恨自己仍然被他吸引。他是第一个和我有性接触的男人。但现在我发现他一直在说谎，欺骗我，还利用我。我就是个白痴。这是我的错。

治疗师：要消化的东西太多了，不是吗？和他发生关系对你来说是如此大的一步，然而现在你还要面临一个全新的情境，让我们一起来看看这段关系的动力。我想让你用一块布摆出背景或舞台，选两三个东西来代表你在这段关系中的不同样子，再选两三个物件来代表他的不同方面。

玛雅：（布置模型）好的，那就是他，那个穿着时髦衣服的小人，这可以展现他的迷人、幽默和有趣。这只兔子也是他，那是他的性感，他真的很喜欢性！还有那只狐狸，那是他的狡猾。我认为他真的非常狡诈、阴险，且善于处理人际关系。

治疗师：那代表你的两个形象呢？

玛雅：我是那个小仙女，在现实人际关系方面太天真了。我也是那只小猫咪，友善、好奇且深情。所以，这两个形象都是我。

治疗师：演示给我看发生了什么吧！

玛雅：（将小猫咪移近狐狸和兔子，并开始哭泣）我知道这段关系对我而言非常糟糕，但我就是控制不住……我知道我一直在受伤（图3.10）。

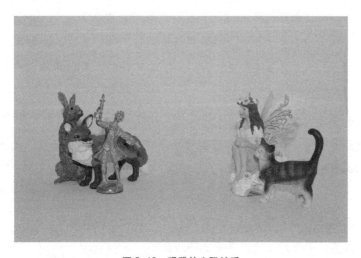

图3.10 玛雅的人际关系

— 评论

此刻，玛雅把她的感受通过这个小天地的雕塑展示出来，她的眼泪表明了她内心的挣扎。她一方面感受着这段关系带来的兴奋，另一方面也感受着这段关系带给她的痛苦。

治疗师：让我们再加入一个新角色。你能从架子上选择一个东西，来代表这段关系中你感受到的伤害吗？

玛雅：（选择了一只咆哮的老虎）那一定是老虎了，它们凶猛，具有保护欲并且知道如何生存，它们是了不起的动物。

治疗师：你准备把你的老虎放在哪里呢？

玛雅：（将老虎放在她自己和盖伊之间）这改变了一切！

治疗师：这只老虎想对盖伊说什么，又想对你说什么呢？

作为老虎的玛雅朝向盖伊：你竟敢伤害玛雅！（像老虎一样咆哮）你惹怒我了，你明知道你是她的第一次，你也知道这对她而言多么重要。你就是一个自私鬼，自我中心、表里不一，玛雅需要得到更多的尊重，你知道吗?!

治疗师：那老虎要对你说什么？（指着雕塑中代表玛雅的两个角色）告诉她吧！

作为老虎的玛雅：别害怕，我在这儿是为了帮助你学习如何生存。听我说，你信任他没关系，但现在你知道他背叛了你，这就不行了。我来是想告诉你不要再和他联系了，你一定要小心再小心。我知道他对你有性吸引力，但你并不是那种随便的女孩儿。你需要一个更可靠的人。离开这段关系你还有其他的可能性，但现在你需要给自己一点空间，不要让自己越陷越深。

治疗师：哪一部分的你回应了这些话呢？

玛雅：所有。是的，而且我觉得自己更强大了。感觉以前好像所有的力量都在他那儿，但现在我感觉我拥有了我自己的力量，是我内心那只老虎赋予我的。有时我可能需要变得更勇猛一些，甚至对我自己也是这样。老虎是不会让自己成为受害者的（图 3.11）。

治疗师：你准备好给雕塑去角了吗？

玛雅：是的，但我想让我内心的老虎和我在一起。

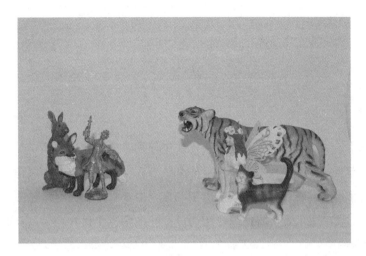

图 3.11　玛雅发展出一个新角色

一 评论

在本次会谈中，那个富有能量且有保护力的老虎角色代表了来访者潜在的、尚未发展的潜能。一旦来访者找到老虎的形象并将其放在小天地的雕塑中，她便能轻易地说出那些话并发现它的作用。通常而言，获取或发展一个新角色并不是一件易事。但在本案例中，玛雅通过具象化和角色扮演的方法相对轻松地找到了她的自发性。接下来的会谈主要探索她该如何与这个新角色的力量保持联结。

就心理剧理论而言，老虎的形象属于附加现实（surplus reality）的范畴。这是一种隐喻，即把潜在的特质从外部世界传递到来访者的内心世界，并提供了一种与他人建立联系的新方式。识别并具体化那些可以获得的特质，对来访者而言是具有创造性的活动。

与彼得的西班牙猎犬一样，在随后的会谈中，老虎的角色也是玛雅的一种能力，是她在应对成人关系的挑战中逐渐发展出来的。就角色理论而言（Daniel，2007），我们在这里看到的是一个不断进步且处于发展中的角色，而这个角色还需要通过练习才能完全整合。

▋　　结　论　　▋

　　在本章中，我分享了一些在一对一工作中使用具象化技术的例子。我认为具象化是一种灵活且好上手的技术，它可以使来访者在会谈中获得新的视角，激发其创造力。我们了解了具象化技术的诸多应用场景，以及它是如何与角色理论和角色分析相结合的。接下来的章节将进一步探讨具体化的角色工作技巧，以及如何在一对一心理剧中使用。

参考文献

Casson, J. (2007). Psychodrama in Miniature. In C. Baim, J. Burmeister, M. Maciel (eds.), *Psychodrama Advances in Theory and Practice*. Routledge.

Daniel, S. (2007). Psychodrama, Role Theory and the Cultural Atom: New Developments in Role Theory. In C. Baim, J. Burmeister, M. Maciel (eds.), *Psychodrama Advances in Theory and Practice*. Routledge.

Frohn, E. and Klein, U. (2016). Morenos Soziales Atom in der psychodramatischen Tischinszenierung. *Zeitschrift für Psychodrama und Soziometrie*, 15 (2), 313 – 326.

Holmes, P. (1992). *The Inner World Outside: Object Relations Theory and Psychodrama*. Routledge.

Homeyer, L. and Sweeney, D. (2016). *Sandtray Therapy*. Routledge.

Moreno, J. L. (1978). *Who Shall Survive?* (3rd ed.). Beacon House.

Turner, B. (2005). *The Handbook of Sandplay Therapy*. Temenos Press.

Van Gennep, A. (1961). *The Rites of Passage*. University of Chicago Press.

Winnicott, D. (1971). *Playing and Reality*. Tavistock.

第4章 运用角色工作

安娜·切斯纳

前一章给出了一些例子，说明如何使用具象化和微缩模型技术，将角色在咨询室中活现出来。其中，角色是"一种存在方式"这个概念至关重要。本章将深入探讨角色采择——一种独特的技术，包含以下内容：

- 身体行动；
- 依据"如是"的原则（the principle of "as if"）将来访者的人际关系或内心世界带入咨询室；
- 明确划分治疗师此时此地的对话空间与在行动中探索角色关系的演出区域之间的界限。

运用角色进行工作常使咨询更具有张力。通常在这个过程中，来访者在与他人或自我的一部分接触时，会产生关系问题或情感困扰。相比在角色采择中使用具象化技术而言，这种角色接触通常伴随更大的治疗风险。治疗师在同角色工作时，需要对这个现象保持敏感，并清楚角色采择时暖身的重要性。

▓ 站 在 对 角 的 立 场 上：角 色 采 择 和 角 色 访 谈 ▓

在此例中，来访者布莱恩（Brain）正试图解决他和新伴侣费莉西蒂（Felicity）之间出现的问题。他们在一起很开心，但是在本次治疗中，他们之间又出现了治疗中反复出现的问题：她为什么对我这么生气？

> 治疗师：今天，我建议咱们尝试换种方式来探讨这个问题。接下来，我将请你坐到那边的另一把椅子上，做出费莉西蒂的身体姿势。你会感觉到自己进入了她的角色，然后，我向"她"提出几个问题。布莱恩，如果你需要作为自己发言，请回到自己的椅子上，回到自己的角色。当你坐在那把椅子上时，我将以费莉西蒂来称呼你，你也需要作为费莉西蒂以第一人称"我"来回应。你愿意试一试吗？
>
> 来访者布莱恩：当然，我愿意尝试，但这是我第一次这样做。
>
> 治疗师：好的，把它当作一次试验，让我们对此保持开放的心态。结束后我们再讨论。

一 评论

在这个简洁有效的练习开始之前，需注意几个要点。第一，行动演出之前治疗师需要先与来访者协商。这个沟通的过程也是暖身的一部分，通常将这个练习界定为一次体验而不是一段表演。第二，行动规则要明确。如果来访者无法保持扮演其伴侣的角色，那他有权在任何时候重新回到自己的角色中。在这个过程中，需确保来访者在特定的位置上只能以特定的角色来讲述。这与心理角色的净化（hygiene）有关。在不同的角色之间划清界限，并且尊重每个人在关系中经历的独特性是至关重要的。如果他在扮演费莉西蒂的角色时，突然使用"她"这种陈述方式，就需要立即让他回到自己的椅子上，回到他自己的角色中。治疗师也需要在治疗中把自己暖身到不同角色里。治疗师要进入心理剧导演的内在角色中，而不是简单地成为通常在言语反思阶段所需要的对话伙伴的角色。正是在这种更具"导演"的角色里，治疗师才能够最好地发挥"净化"作用。

治疗师：我稍微挪动一下这把为费莉西蒂准备的空椅子。（这个小动作构建了行动演出的区域。布莱恩走到空椅子旁边并坐下。）

治疗师：慢慢来，找到像费莉西蒂一样坐着的方式，想象今天穿的是什么，身体姿态是怎样的，头部，呼吸……你好，费莉西蒂。

作为费莉西蒂的布莱恩：你好，你是谁？（带着一丝不安的微笑，这表明他正在假想自己和他人。他知道我们正处在一种不同的存在状态中，他在某个层面上仍然是布莱恩，而在另一个层面上是费莉西蒂。）

治疗师：我是布莱恩的治疗师。我们今天邀请你来，是为了帮助我们了解你对他生气时发生了什么。也许你可以先讲讲你们是怎么相识的。

作为费莉西蒂的布莱恩：我们是在工作中认识的，那时我们是同事，我当时正处在离婚期，而布莱恩一直陪着我。我们曾一起出去玩、喝咖啡，有时也一起吃午餐。他很好，不像我前夫那样……我们变得非常亲密，当然，以朋友的身份……然后许多事情自然而然地发生了，到现在我们在一起已经快一年了，也同居了三个月。

治疗师：那你们的同居生活怎么样？

作为费莉西蒂的布莱恩：不太好，也有挺好的部分，但对我而言可能进展太快了。他搬来跟我一起住，这是我们共同的决定，但是现在（低垂着眼睛）。

治疗师：（片刻之后）请继续说，你感受到了什么？

作为费莉西蒂的布莱恩：感觉是，既然现在我们住在一起了，他指望我比看起来要更坚忍一些。我不喜欢他对我讲话粗鲁，而且都是为了一些小事。我怀念曾经带我去喝咖啡的布莱恩，他是身披铠甲的骑士（图4.1）。

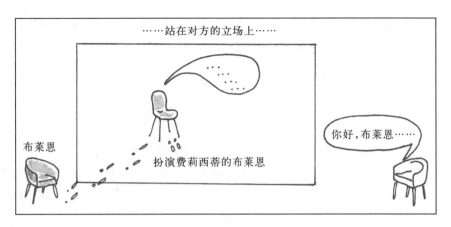

图 4.1　角色采择和角色访谈

一　评论

谈话一开始提出了一些问题，帮助布莱恩逐渐熟悉以费莉西蒂的身份开口，并从她的角度讲述他们的故事。虽然治疗师和布莱恩对这个故事都很熟悉，但换成费莉西蒂的角度来讲述对布莱恩来说是重要的暖身——能帮助他开始理解让费莉西蒂感到生气的原因。在一段关系中，我们内心或多或少都清楚对方的感受。角色采择技术使我们能够充分体会到对方的感受，包括我们在上面的短文中看到的那样，了解对方如何看待和感受这段关系中的自己。

　　……然后我用你的眼睛看着你，
　你用我的眼睛看着我。

（Moreno，1915）

过了一会儿，我们又继续治疗。

　　治疗师：谢谢你，作为费莉西蒂的布莱恩，请回到你自己的角色中。布莱恩，当你回到自己的椅子上，回到自己的角色时，让我们把费莉西蒂暂时放在一边（指着现在空了的椅子）。花点时间想想，你有什么要分享的吗？

布莱恩：嗯，还挺有意思的，比我想象的要容易得多。我能感觉到她的感受，以及她对我的感受。而且我不像我刚进来时那样对她感到愤怒了。我觉得我们有一些事情需要沟通，例如在我们关系的新阶段我们希望如何相处。有件事情，我在扮演角色的时候没有说，但能够体会到的是，她和前夫在那套公寓里的故事，就好像他的影子仍然以某种方式存在，对她来说是这样，对我来说可能也是如此。

治疗师：（将椅子移回原来的位置）让我们给椅子去角，继续我们的谈话。

一 评论

治疗师应当对去角这个特殊时刻保持敏感。在这个案例中，让椅子在去角前"活动"一会儿似乎是有帮助的，这样可以在房间里保持其他角色在场的感觉。有可能来访者会希望或者需要回到角色中去进一步探索一些东西。在某个特定的时刻，或者在这一次治疗结束前几分钟，咨询师应该做到彻底去角，这也标志着来访者和治疗师之间重新回到了一对一的咨访关系，双方都清楚地处于此时此地的治疗对话中，而不是处于一个"如是"的模糊状态。

▌ 用 角 色 与 他 人 会 心 ▌

在治疗的对话部分，咨询室里最关键的关系是咨访关系。我们通常使用第三人称来探索与他人的关系。用不同人称表述，其情感强度差别巨大。例如，"我生他的气"和"我生你的气"，"我想她"和"我想你"。

即使不进入他人的角色，我们也可以给他人提供一个"如是"空间，促使他们接触，促成强有力的角色互动。在下面的案例中，来访者保罗（Paul），一个快六十岁的男人，一直在试着把他目前在性生活中遇到的困难，与其早年和母亲的关系中出现的问题联系起来。母亲离婚的那段时间，既在情感上依赖他，又辱骂虐待他，这个体验贯穿了他的整个童年。

治疗师：保罗，我们已经探讨了一段时间了，你年少时和母亲在一起时有多困惑、多痛苦。正如我们之前讨论的那样，"把她带到咨询室"可能会对你有所帮助，这样你就有机会把你对我说过的话直接告诉她。

保罗：好吧！当然，她已经去世好几年了。但是，即便这样，把她带到这里的想法也让我心跳加速。

治疗师：是的，现在她已经去世了，但她早已成为你内心世界的一部分，显然有些事情你永远没有机会再对她说了。如果你准备好了的话，我想今天是一个很好的机会。

保罗：是的，我不知道该说什么，也不知道该怎么做，但我想试试。这感觉有点不孝，但我不想再让愧疚填满我。我们开始吧！

治疗师：好的，我会逐步指导你，如果承受不了，你可以随时回到自己的位子，休息一下，或者告诉我，"今天就到此为止"。你的首要任务是，为本次会心选择一把椅子代表自己，一把椅子代表你母亲。把它们放在对你有帮助的位置上，这样你就能说出你想说的话。

保罗：（站了起来，选了两把椅子，小心地将它们彼此相对且紧密地放置，又将距离调整得远了一些，面向治疗师）如果她在我身边，我什么也说不出来。实际上，我认为我需要更多的空间！（将一把椅子移到更远的地方）她坐在那把椅子上，这样的距离就已经够近了。

一 评论

探索适当的距离或"人际距离"是角色工作的重要组成部分（Dayton，2015），这能为保罗体会在对角（母亲）面前时的感受提供暖身机会，也是为他可能要说的话做暖身。在感觉体验的层面上，这会把对角带入咨询室中。重要的是，保罗需要亲自在空间上配置角色之间的关系，同时兼顾房间中的距离和位置。相较于治疗师代劳，由他自己完成这些设置会更好。原因有很多，主要是只有他自己知道在感觉层面上的合适距离。在本案例中，由于总是受到母亲的干扰和臆断，让他接触自己的感受是非常重要的，这将使他有能力应对未来的挑战。

　　治疗师：好，那你就待在自己的位置上，坐着还是站着都可以，准备好了就可以开始说你想说的话。

　　保罗：（面对治疗师有些犹豫）这很难。

　　治疗师：（作为保罗的替身，将目光对准空椅子）"妈妈，我知道这很难，现在我的心跳很快，但我有一些话要对你说……"

　　保罗：妈妈，这真的很难讲出口，我感到内疚，但是我得对你说，父亲离开后我们相处得并不好，发生了太多不愉快的事。当你需要安慰时，就让我成为"你的小男子汉"，让我心累；你生气时说我"像你爸爸一样没用"，让我伤心；你烦躁或不高兴时，就打我耳光，让我很委屈；你让我觉得对你有责任，同时又感到自己一无是处，我被困住了……（图4.2）

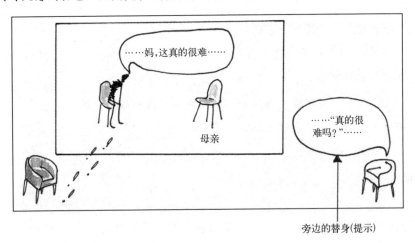

图4.2　保罗与母亲会心

一 评论

在这个案例中，我们看到治疗师起到了替身的作用，用来访者的身份说话，帮助他在与母亲的互动中打开话口。在团体心理剧治疗中，每个剧都有一个持续在场的替身，跟随主角移动，一起经历每个阶段，适时以主角的身份说话，给予主角极大的支持。导演/心理治疗师在团体治疗中的重要作用在于，与主角核对替身的行为是否正确，并及时纠正。即使替身的陈述有所偏离，也能够帮助主角明确地表达自己的体验。

一对一心理剧的设置需要考虑两个问题：治疗师做替身的程度，以及是否处于传统替身位置，即来访者身边。传统位置的风险在于，来访者可能会因为治疗师最了解自己，便认同治疗师认为他们"应该"感觉到的或"应该"说的，而疏于表达自己的真情实感。他们可能会认为，治疗师是控制一切的人，他们需要说出治疗师想要听到的话。这种情况非常不利于治疗同盟。对治疗师来说，此时在传统位置上的角色工作比较孤立无援，尤其是在来访者情绪高涨却词不达意的情况。

保罗这个案例的一开始，治疗师在保罗身边，用替身角色来提示他。治疗师的提词相当中立，来自保罗之前所说的，给他与母亲的会心开了个头。治疗师始终锚定在咨询室的此时此地，演出区域既相对独立又在其内。

在某些案例中，治疗师会依照惯例陪伴在来访者身边扮演替身角色，这有助于其进入替身角色。如果选择这种方式，建议在一开始就达成共识，向来访者说明替身提供的只是一种选择，来访者可选择使用替身说出的话，用自己的语言复述出来，也可以选择不用替身所说的内容。治疗师通常会标记节点，即他们从谈话咨询坐在椅子的位置，或站在行动演出外围进入行动演出区域。

让我们快速回到保罗的治疗会谈上来。

保罗：你让我觉得需要对你负责，你让我觉得自己一无是处，陷入困境……（情绪激动），我在其他关系中也有这种感觉，无法感到自在……

治疗师：我们花些时间来体会一下这些感觉。告诉她！

保罗：（站了起来）我需要站起来，（喘着粗气，开始发出嘶哑声，音量逐渐增大）我无话可说，这是我当时愤怒的声音。这不公平，也不对。我爱你，但你却利用我、虐待我。（愤怒持续宣泄了一段时间，直到保罗表示够了并坐下来，但他仍面向代表母亲角色的空椅子，然后转向治疗师）我想就是这样。

治疗师：我不会让你与你的母亲交换角色，因为你在成长过程中已经把自己放在她的位置上了。我们还是谈谈你的体验吧。当你准备好了，就给这两把椅子去角，并回到你自己的椅子上。

一 评论

直接用角色进行工作，常常会使来访者释放以前被压抑的情绪。在这个案例中，来访者有足够的空间表达生气和愤怒。治疗师可能很想通过角色采择的方法，探索母亲对保罗的情感爆发如何反应。但在此例中，让保罗停留在自己的角色里，体验真实感受，其愤怒被治疗师认可与接受，对他具有补偿性的意义。在随后的几个月里，保罗会自发地回想起他与母亲的关系中更快乐、更积极的部分。

这个案例说明了在不实际扮演对角的情况下，如何处理两个角色之间的关系。需要注意的是，角色关系不仅是一种过往的体验和叙事，也是一种内在的客体关系。这里的角色关系可以描述为，一方是有需要的、操纵性的、侵入性的、虐待性的母亲，另一方是顺从的、困惑的、被侵犯的孩子。作为一种内化的角色动力，这种模式可能在来访者的亲密关系中重现，他可能会发现自己在重复体验这两种角色的任意一方。因此，他在叙述与母亲的过往关系中感受到改变，意味着一种内在的转变，这种转变可能会使他有能力改变当前的关系模式。

角色和镜观：多视角工作

心理剧方法在本质上是心智化促进（mentalisation-promoting）（Napier 和 Chesner，2014）。通过镜观位置和角色位置的相互作用与交换，无论是做回自己或扮演他人，都能帮助来访者从多个角度去观察和感受。心理剧的这一特点在团体治疗中可见一斑，稍加调整就可以转移到一对一的设置中。

为此，需要在空间上区分行动演出区和将要用于反思与见证的区域。这两个空间的边界可以用一块布、一条丝带或椅子等具象的形式标记出来。

在系统内被探索的各种角色（家庭、工作场所以及社交中的角色）都有其特定的具象空间，可以是一把椅子、一个垫子，或者一块标有相关角色姓名的布或纸。

在有限的治疗时间中探索多个角色，是极其复杂的事情。因此，治疗师要能够为角色采择指明方向：是独白、旁白、与对角对话，还是角色交换，或进入镜观位置见证与反思舞台上所表达的内容。

治疗师还需要关注来访者的情绪与非言语信息是否相符，并能够分辨这些情绪是来访者的，还是对角的。

正如以上角色工作案例所示，整个工作过程在一开始就应该有明确的约定，并予以澄清。

下面我们以扎拉（Zara）为例。她是一个亚洲留学生，刚刚大学毕业，面对相互冲突的期望和梦想，她正在纠结人生的下一步该怎么走。

来访者扎拉：我的家人们希望我在暑假结束前回家，我想我应该这么做，因为他们需要我。但我无法面对过去的生活，我还没有准备好放弃现在的生活方式，离开我的朋友和女朋友。我是顺从家人的期望，回家违心地生活，还是向家人坦白我是怎样的人，想过怎样的生活？

治疗师：你是否愿意看看，你所感受到的他人对你的各种期望，一起掂量掂量？

扎拉：好的，把期望呈现出来，然后掂量一下如何选择及其后果。

治疗师：与此相关的都有谁？

扎拉：妈妈、爸爸、奶奶、弟弟、这里的朋友圈、我的女朋友……

治疗师：那么，我们需要先确定演出区和观众区。观众区指的是演出之后，你和我一起反思演出过程的区域。现在，首先在演出区内给你自己标记一个位置，可以用垫子、椅子或布来表示。好了，那个就代表演出区中的你。现在继续标记出你刚刚提到的每个人。放置的原则是，就"你接下来该如何生活"这个议题而言，你所感觉到的他们与你关系的远近，以及他们对你的期望。

扎拉：（在演出区放了各种颜色的靠垫，摆了一把椅子）哇，我被包围了。

治疗师：请走到观众区，从这个角度看一下。

扎拉：（移到一旁，从整体上看这个场景）是的，看起来，我确实是被包围了！从这里看更清楚。

一 评论

演出之前的准备工作至关重要。在来访者进入任何角色之前，确定行动演出区和观众区，并进行演练，可以很好地预防角色混乱，或为可能出现的情绪崩溃提供安全岛。治疗师应尽可能地留在观众区，以总览全局、调控演出。

通过在演出区标记出相关角色，来访者和治疗师就有机会分析、探索不同信息，并为去角和演出后的反思预留充足的时间。

治疗师：你准备好了的话，请走过去并站在每个靠垫/椅子旁，让自己进入那个人的角色。你可以表演出他们的身体姿势和状态。我会让你在角色里对扎拉说话，（指着演出区中代表扎拉的椅子）你对她有什么期望？你认为她应该做什么？当你准备好了，你来决定从哪个角色开始。

扎拉：从妈妈开始。（走到代表妈妈这一角色的位置，像妈妈那样讲话）你当然要回家！你的房间在等着你，我知道你想我们，我们也想你。回家吧！你可以在家族企业上班，我们会给你找一个好男孩，然后你们结婚，过上幸福的生活。我就能当奶奶了！你的奶奶也会升级为太奶奶。（叹气）

治疗师：这声叹息是你妈妈的，还是你自己的？

扎拉：扎拉的，我的。

治疗师：（注意到角色"净化"的问题）我们到观众区待一会儿。（扎拉走到一边）你可以在你自己的角色里，回到那个叹息，尝试回应它。或者，我们可以听听其他角色会说什么，然后再回到你自己。

扎拉：先听听其他人会怎么说吧。否则我永远也摆脱不了妈妈。

治疗师：有道理，下一个是谁？

扎拉：父亲。（移到相关位置）就照妈妈说的那样做！她很清楚这些事情。如果你让她失望，我也会失望的。你不能让我失望。（被逗笑了）

治疗师：回到观众区。接下来呢？

扎拉：奶奶。（走到椅子前，坐上去，对着扎拉张开双臂）回家吧，亲爱的！我是这个家的家长，我说了算。我最清楚应该怎么做。我非常爱你，扎拉，我指望你来掌管这个家的未来。亲眼看到你成家立业，就会感到幸福圆满。我无法想象你会让我失望。这是你的责任！（离开角色，走到观众区，转向治疗师）这真是撒手锏！

治疗师：我明白你的意思。接下来呢？

扎拉：我弟弟。（走到他的位置）我忙于自己的生活、朋友、未来。我还在上学，再过几年我也要离家求学，我迫不及待地想要拥抱世界。我都没注意到你发生了什么。但我暗自庆幸，有你承担家族压力，而不是我。责任由你担着，我很满意。

治疗师：回到观众区，等你准备好了，让我们听听下一个角色会说什么。

作为朋友们的扎拉：别走，你现在属于这里。就算你走了，也要再回来。我们了解、接纳你。我们将来总会各奔西东，但我们仍然是朋友。最主要的是，要忠于自己，不要出于职责做决定。

治疗师：回到观众区，准备好了就可以扮演其余的角色。

作为宝儿的扎拉（走到离自己角色最近的靠垫旁）：我是宝儿（Bo），我不想让你离开。你的家人都不知道我的存在，这让我很伤心。他们甚至都不知道有我这个人，更不会知道你和一个女人在一起了。我不知道我们的关系未来会怎样，但至少目前我们彼此都不想结束。我知道这对你来说很难，我也不想给你压力，但是……这对我来说也很难。（泪流满面）

治疗师：眼泪是你的，还是宝儿的？

作为宝儿的扎拉：都有。

治疗师：是的，这很痛苦。你准备好了的话，就可以回到观众区。（扎拉走回观众区）

扎拉：（对治疗师说）这真的很难，我能感觉到每个人的立场和看法。

治疗师：现在，我给你一个机会感受你自己的想法，以及他们的话对你的影响。准备好了，就站到你自己的角色位置上，逐条感受这些信息。你想对他们说什么？

扎拉：（回到演出区，环顾四周的各种角色，向两侧伸展双臂）我的感受就像这样，就是这种被两边撕裂的感觉。

然后，扎拉一个接一个地面向选定的角色。治疗师在必要时用第三人称复述扎拉进入其他角色时所说的关键内容。

扎拉：（对妈妈说）是的，我知道你想让我过什么样的生活。你把我的一辈子都安排得明明白白。但这是你的一厢情愿，而且我相信你比你说的更了解我。

治疗师：（提词）接下来是对父亲说，他曾说，不要让他失望，像你妈妈说的那样做。

扎拉：（对父亲）我不想让你失望，但是我是一个独立的个体，不属于你们任何一个人。而且我不知道你有多了解我。也许是时候让你更加了解我了（对着治疗师），这听起来有点冒险。

扎拉（对奶奶）：这太难了，你不仅是我的奶奶，而且代表了整个传统观念。我很内疚，也不想伤害你。我确实很重视我应尽的责任。但是……现在我想对你说。

扎拉（转向治疗师）：我觉得我在现实生活中不可能这么说，我也要对自己负责。

扎拉（对弟弟）：无论怎样，你都会没事的，我对你没有期望。也许等你大一些，我们可以互相帮助。

扎拉（对朋友们）：我们会继续保持联系，但是你们并不知道，或者无法理解，同性恋在我的文化中是多么难以生存。在这儿就要容易得多了。

扎拉（对宝儿）：我们会找到办法的。你知道的，我在你和家人之间左右为难。让我欣慰的是，你理解我，你明白这对我来说有多难。我感受到了你的支持。我不想失去你，也不想伤害你，但这对我来说真的太难了。

治疗师：准备好后，来到观众区。让我们一起看一下整个场景，你会注意到什么？

扎拉：（从镜观角度）我看到的是，这是我生命的转折点。当我站在那里做自己的时候，我能分辨出每种关系是如何吸引我的，或是如何将我推开的。家和这里的拉扯非常强烈，我的身体都能感受到。

治疗师：在观众区你观察到，你被这些冲突的期待拉扯着，用你的话说，你"被包围"了，你想对被包围了的自己说些什么？

扎拉：（沉思）我想说的是，这个问题没有那么简单。这些年里，在这儿你已经学会了更加独立，更加真实地面对自己。当你回家以后，你也要把这个独立思考者的角色带回家。但这并不是说，你要把关于自己的一切一下子全部呈现在家人面前。你要让他们知道你正在考虑留在这边工作和生活，并不想接手

家族事业，而是另有选择。关于你的性取向，你不需要一下子全盘托出，这个
议题比较大，需要更多的时间才能考虑周全。

到这里，整个演出结束并去角，接下来进行反思（图 4.3）。

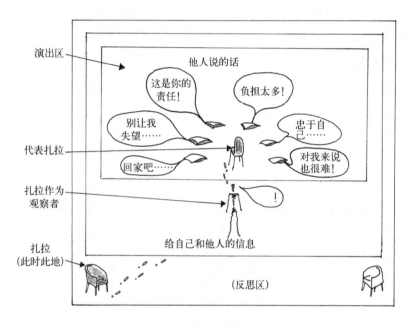

图 4.3　角色镜观工作的多重视角

一 评论

这个工作片段中，角色关系比较复杂，意味着视角的改变和角色的改变都需要
简化处理。导演指示"传达信息"有助于聚焦，帮助主角捕捉到与每个角色的关系
的本质。与使用具象化一样，站在观察自我即镜观的位置可以减轻潜在的压力。对
扎拉来说，这有助于她将非此即彼的困境，转变为更加复杂、更有差异化的局面。
不要急于为复杂的问题找到简单的解决办法。虽然本节治疗的效果很好，但涉及的
问题还需要在今后的治疗中继续探索。

替 身 技 术 的 运 用

运用角色进行工作时，替身技术可以使来访者能够去探索，哪些是社会可接受的内容，哪些是只能存于内心的真实想法，二者是共存的，也是有差异的。心理治疗既欢迎真实性又欢迎体验性。使用替身技术可以表达最原始的感受，而在治疗情境之外的现实生活中，表露真情实感可能是不合宜的，甚至可能会破坏关系。

让我们回到上文提到的布莱恩的案例，他与他的伴侣费莉西蒂进行了角色交换。在这个案例中，他就目前的关系状态进行探索，他想要对她说些什么。在咨询室的演出区，他放置了两把椅子，一把代表他自己，另一把代表费莉西蒂。两把椅子面对面，为"如是"情境的会心做准备。

治疗师：从你自己的角色开始。（布莱恩坐在自己的椅子上，面对着费莉西蒂）

布莱恩：我看得出来你一直在生我的气，我知道自己让你生气，我也很难过。但我不想在家里表现得很完美。我常常在想，如果我不是温文尔雅的样子，你会有什么反应。我们的互动必须要改变。

治疗师：来吧，站在代表你的椅子后面，用替身的身份把你不温文尔雅的样子表达出来。费莉西蒂不会听到这些，但你有机会把心里话说出来。

布莱恩扮作自己的替身：（走到椅子后面）"费莉西蒂，别再让我为你感受到的一切而内疚，别搞得好像让你觉得顺心如意是我的责任。我妈已经这样折磨我好多年了，我这辈子受够了。你是个成年人了，坚强一点！我并不是对你刻薄，我只是偶尔嗓门大了一些，要么表达对工作的不满，要么抱怨电脑的问题。但你总觉得这是针对你的。如果我必须把所有的小事都憋住不说，我就要爆发了！难怪我们的性生活今非昔比。我对你很小心翼翼，我不能随心所欲，"我们俩都在消耗自己"。（图4.4）

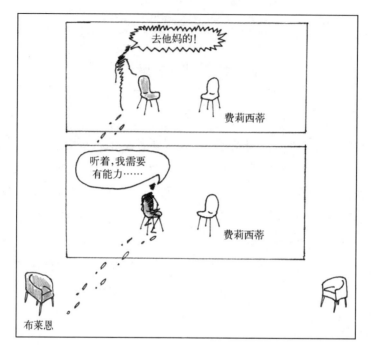

图 4.4　使用替身

治疗师：感觉如何？

布莱恩：太好了！当然，我不能这么说，否则她会哭得很厉害，我又变成坏人了。

治疗师：也许现在就可以试一试，离开椅子后面替身的位置坐到椅子上做回你自己，就好像真的面对着她，看看你怎么说更合适。（布莱恩坐在椅子上）

治疗师：感觉一下你刚刚作为替身时说的话，也体会一下在你面前的费莉西蒂的感受。

布莱恩：费莉西蒂，我想我能理解你在我发脾气或提高嗓门时的感受。你经历了前一段感情，离婚后仍然很敏感脆弱。也许我们需要谈谈是不是我搬进来得太早了，我也想让你多了解我。这么多年来，我一直在猜测我妈妈的想法，压制我自己的需求，试图让她满意。我和你在一起时，不想再扮演那个角色了。我爱你，我想和你在一起，我需要能在做自己的同时不用担心伤害你……

一 评论

当主角与另一个角色互动时，替身技术作为一种方法，特别有助于主角有效地表达出那些被防御或习惯性压抑的情绪和想法。通过给这些想法和话语提供一个安全的空间，让主角说出并听到这些想法和话语，主角就可以腾出精力去寻找更温和、更合适的语言，为与他人的实际会心做准备。

▮ 结 论 ▮

如本章案例所示，角色采择、角色会心、多角度观察角色关系的模式，这些技术既有力又包容。在治疗对话中，有针对性地、明确地使用这些技术，起到了点睛之笔的效果。这种方式并不像团体心理剧那样身临其境，主角在团体心理剧中可以完全投入在他们生活的"如是"场景。而在一对一的设置下，反复使用反思功能/镜观位置是至关重要的，体验和反思之间的切换会对主角有持续影响。

参考文献

Dayton, T. (2015). *Neuropsychodrama in the Treatment of Relational Trauma*. Health Communications.

Moreno, J. L. (1915). *Ewladung zu Ein er Begegnung*, *Bericht von Jacob Levy*. Anzen-gruber Verlag Bruder Suschilzky.

Napier, A. & Chesner, A. (2014). Psychodrama and Mentalization：Loosening the Illusion of a Fixed Reality. In M. Farrall & K. Kirk (eds.) *Empowering Therapeutic Practice: Integrating Psychodrama into Other Therapies*. Jessica Kingsley.

第5章 成瘾治疗:成瘾罗盘和代际行动家谱图

安娜·切斯纳

心理剧在成瘾治疗方面历史悠久。哲卡·莫雷诺(Zerka Moreno)曾被邀请到意大利进行团体治疗。她描述了当时的经历:在意大利的一家治疗中心,她在一群年轻的瘾君子面前放了一把空椅子,让他们想象上面放着海洛因注射器,尝试理解它所传递的信息,并对此做出即时回应(Moreno,2012,p.441)。高德曼和莫里森(Goldman 和 Morrison,1984)援引过大量有关酗酒者成年子女的案例,田·代顿(Tian Dayton)也发表过数篇针对成瘾问题创新治疗方法的文章(Dayton,1994,2000,2015)。

尽管我不是成瘾问题领域的治疗专家,但我认为心理治疗中出现的许多问题都可以通过成瘾的视角来看待。大多数治疗中心都倾向于采用团体治疗的形式来解决成瘾问题,而心理剧是其中常见的方法。在本章中,我将介绍处理成瘾问题的两种心理剧方法。

第一种是成瘾罗盘(addictions compass structure)。起初我将其视为一种探索工具,应用于心理治疗团体。该团体虽然是一个普通门诊的心理剧团体,但其成员涉及的问题繁杂,范围包括酒精成瘾、进食问题与性成瘾。随后,我对这种方法进行了改进,使其既可以应用在团体心理剧中,也可以应用在一对一心理剧中。

成 瘾 罗 盘

成瘾罗盘使来访者可以从几个不同的视角理解他们的问题，并在不同视角之间建立情感与认知联系，用来探索物质和行为成瘾模式。运用这种方法时，咨询师和来访者需要在 50 分钟的治疗会谈时间内完成布景、体验和反思。

一 准备

治疗师布置演出区域，创建一个用于结构化演出的空间。这个空间包括一个中心区域，用坐垫或凳子（最好是没有靠背，以便充分发挥）来标记。中心区域是为代替来访者的角色服务的（见图 5.1）。

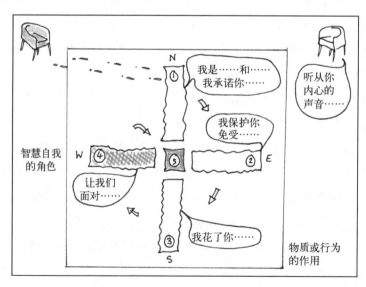

图 5.1 成瘾罗盘

四块同等大小但不同颜色的布巾从中心区域延伸向四个方向。布巾的颜色和材质需要精心挑选，以符合各个方位视角的特征。

在演出前，来访者和治疗师协商决定要探索的特定成瘾物质或成瘾行为，在多种可能性中选择其一，有助于具体工作，而不是泛化为"具有成瘾性人格"的概念。

一 演出

安排来访者坐到中心的坐垫上，即代表他们自己的地方。然后他们分别被指定担任四个不同的角色，向中心坐垫上的"自己"传达信息。

在第一个位置上（我们可以称其为北面），来访者扮演成瘾物质或成瘾行为所表达的具体承诺。一旦来访者站到指定的位置，治疗师即可为该角色提词：

治疗师：我是酒精／可卡因／性……我向你保证……

来访者接过台词，借此机会说出成瘾的全部承诺。这些承诺就像是成瘾的推销员一般。这个角色表达的一些典型言论包括：

来访者：我保证你在无聊时会嗨起来／分散注意力／麻痹自己／做点什么……我保证会让你感觉很好！使用我，依赖我，你知道这是有道理的。我保证我始终在这里为你服务！

最初，体验成瘾行为或物质的角色很有趣，来访者也能嗅到其中的讽刺意味。因此，即使认为自己所扮演的成瘾角色强大诱人，也会开始对此产生更有批判性的观点。当承诺清单讲完时，治疗师会将演出引导到下一个位置。

治疗师：现在沿顺时针移动，移到东面。从这个角度来看，你继续扮演成瘾物质或行为，继续将自己推销给某某（来访者的名字），但这一次是针对保护某某的内容。告诉他/她："我保护你免受……"

这个角色引起的一些典型言论是：

> 来访者：我保护你远离孤独、羞怯、情绪困扰、不知所措、回忆，远离创伤经历、耻辱感、不足和悔恨。我保护你，让你不用参与生活。

角色中的来访者在心理上仍然忠于成瘾，继续以有用的功能来推销它。同时，声称"保护"来访者免受侵害的内容，实际上在与它所"防御"的内容取得联系。这些是来访者在治疗性修通（therapeutic working through）过程中某个点时需要面对的。重要的是，来访者在扮演这些成瘾物质或行为的角色时，治疗师要不加评判。在每个探索阶段，治疗师都将自己定位为陪伴者，而不带来"应该"或"不应该"的感觉。评判的立场可能会引起来访者的阻抗（resistance）。与此相对，成瘾的防御机制至少可以给来访者带来明显的好处。

从这个角度完成陈述后，治疗师会引导来访者来到下一个空间/位置/方位。

> 治疗师：继续沿着顺时针移动（我们可以将其称为南面；来访者现在正站在承诺空间的对面）。在这个位置上，你仍然扮演成瘾物质或行为，但是这次是从成本的角度出发的。提醒某某现在付出的代价，以前付出的代价以及可能还要付出的代价。"我让你付出了……"

该角色的典型回应是：

> 来访者：我让你付出了……很多钱、你的健康、你的身材、你的人际关系、你的孩子、你的生育能力、你的工作、你的尊严、你的自尊心……我可能会让你付出一生。

来访者在这个视角经常会动容、痛哭，并逐渐醒悟。事实上，成瘾问题确实会带来恶果，让人或多或少地付出代价。局外人指出这一点（许多成瘾者反复经历过），与成瘾者自己指出这一点的效果差异显著。成瘾是一种与魔鬼签订的契约。

在前三个角色中，来访者都在探索物质滥用或成瘾行为的角色作用，各个角色各有侧重。当他们进展到第四个空间/位置/方位时，他们需要在此首次练习扮演自我的另一个方面，而非具有成瘾问题的角色。

治疗师：现在请移到最后一个空间（我们可以称其为"西"面，此时来访者就在捍卫或声称要保护成瘾问题的正对面）。

治疗师：你现在正从成瘾角色中走出来，进入到智慧自我（wise self）的角色。也许你更喜欢"更高自我"（higher self）这个说法，可以让你观察、反思和联结，也是它让你选择来接受治疗。

提供不同的角色名称有助于来访者预热角色。智慧自我是十二步方案（twelve-step programmes）的核心环节之一，尽管有些人对"智慧自我"一词具有消极或不屑的反应。

治疗师：从这个位置开始，回想一下你所知道的，并在此告诉某某发生的这一切与他/她的个人经历，特别是人际关系方面的经历有什么联系。

通常，智慧自我的回应与来访者早年生活中的依恋问题和创伤事件有关，这些事件破坏了来访者的发展，并导致了亲密关系中的回避行为。

来访者：当你第一次上瘾时，你就知道生活中发生了什么。家庭、亲密关系、周围的问题，以及经历着、见证着的创伤让你不知所措。在那时，成瘾似乎是唯一的解决方案。让我们面对这个问题吧，是你把自己孤立起来，与成瘾打上了交道。在某些方面，你仍然被困在那里，处于有待发展的状态。你还没有学会如何以更加开放的健康方式与他人相处。你告诉自己这是可行的，但是你和我都知道这不行。成瘾会带来伤害，会减少寿命……

尽管细节千差万别，但本质上智慧自我代表着来访者的某个方面——想要健康、融入社会和期望改变。经过前三个方位的角色扮演之后，到"智慧自我"这个位置时，整个演出达到高潮。一些来访者可能需要治疗师来做"智慧自我"的替身，帮助来访者进行暖身，找到这个角色的语言。此时，要保持警惕，并注意来访者所说的话是否符合智慧自我角色本身，防止滑入到其他角色（例如，承诺），这一点很重要。对于治疗师而言，指出这一点以保持不同角色的区分度与独特性至关重要。

在罗盘的外部探索了一圈之后，探索过程的最后一步是邀请来访者回到中心位置，即代表自己的坐垫上。我经常将其称为"某某中心"。来访者停留在这个位置，聆听脑海中来自承诺、保护、代价和智慧自我的信息（可能需要治疗师重复关键词来提示来访者）。来访者在每个位置上都会做出回应，尤其是回应智慧自我的信息，在某种程度上帮助来访者确认并内化。

在治疗的最后部分，撤掉罗盘的物理结构，即去角之后，来访者和治疗师会花几分钟来反思治疗过程。可能以一种自发的方式进行，或者治疗师引导来访者通过每个位置的角色反馈，并分享整个罗盘带来的影响。以我的经验，这种结构化的反思过程可以持续数次治疗。

▍ 代 际 成 瘾 家 谱 图 ▍

成瘾罗盘提供了一种探索方法，探索来访者对抗成瘾的经历，以及他们与成瘾的关系。代际成瘾家谱图（Intergenerational addictions genogram）则为成瘾问题提供了不同的视角。

安妮·安塞林·舒岑贝格（Anne Ancelin Schützenberge）结合系统团体分析与心理剧疗法训练，开发了代际心理剧（Transgenerational psychodrama），尤其适用于团体情境中。她在《祖先综合征》（*The Ancestor Syndrome*）（Schützenberge，1998）一书中详细探讨了代际传承的创伤和家庭秘密对个人的影响。

　　这里描述的方法借鉴了舒岑贝格的工作。这种方法可以看作是调整了的小天地技术，同时使用具象化和角色技术（如第 3 章所述）。或者说，通过对成瘾和创伤角色的探索，来看待家庭的代际模式。成瘾通常包括在创伤议题之中，成瘾行为被当作创伤经历的一种解决方案，或挑战生存与发展的尝试。在成瘾罗盘中，智慧自我的角色往往会暴露出创伤的一面。在代际成瘾家谱图中，治疗师通过三代或更多代的家庭成员的角色，有条不紊地向来访者询问创伤事件及其对这些事件的反应。当不同的家庭成员因对生活挑战有着相似的成瘾反应或心理反应而联系在一起时，可以在家庭系统的不同成员之间放置一条彩色的线或绸带来进行标记（见图 5.2）。

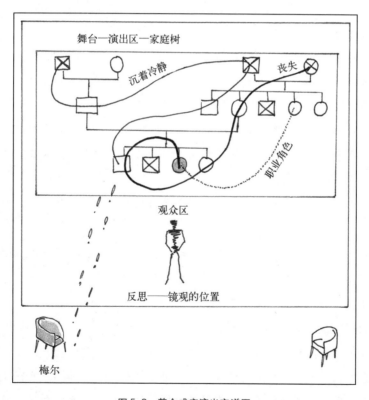

图 5.2　整合成瘾演出家谱图

我们可以根据工作空间的大小来调整此方法的规模。在较小的空间中，整个方法可以在沟通魔方或其他小天地舞台上完成，用手指指着特定物体代表该角色正在说话。在宽敞的工作场地中，来访者可以使用椅子来代表每个角色，然后坐在椅子上或站在椅子后面扮演该角色。在可以移动，但不能同时摆几把椅子的较小空间里，可以用坐垫或卡片替代，来访者短暂保持站立的姿势。撇开可用空间的问题不谈，治疗师可能会选择小天地作为一种手段，为工作带来更多的美学距离，或者选择坐垫／椅子作为一种手段，让每个角色的呈现产生更多的影响。

我用一个虚构的来访者梅尔（Mel）来说明这种方法。梅尔是一个30岁的女性，她酗酒并使用娱乐性药物（recreational drugs，软性毒品），这些成瘾行为开始影响她的身心健康，也影响到她作为实习医生的工作能力。

治疗师：我们来探讨你家庭中的代际成瘾问题。首先，请用一个垫子代表自己，再为你的每个兄弟姐妹都选择一个垫子，并按照年龄顺序摆放。

梅尔：嗯，我们家有三个孩子，我是老二。这是我的哥哥安迪（Andy），大我五岁。这是我的妹妹费伊（Fey），小我两岁。

治疗师：好的。现在，请你在代表自己和兄弟姐妹的垫子左边放一个垫子代表你父亲，在右边放一个垫子代表你母亲。然后，按照出生顺序摆放代表你父母的兄弟姐妹的垫子。

梅尔：我爸爸是独子，妈妈有三个兄弟姐妹。实际上有四个，但其中一个小时候夭折了。

治疗师：让我们把所有的兄弟姐妹都包括进来，已经去世的也算上。

梅尔：我现在想起来了，我的母亲也失去了一个孩子。在哥哥出生后，我出生前，妈妈经历了一次晚期流产。

治疗师：那么，我们也标记出那个流产的孩子，在适当的地方加个垫子吧。我们待会儿再回来探索这个意义。

最后，让我们再往上追溯一代人，给你的祖父母做标记。请在父亲的后面摆放代表爷爷和奶奶的垫子，在母亲、姨妈和舅舅的后面排列代表外公和外婆的垫子。如果还有其他你认为可能与此议题相关的人，也请用垫子标记他们的位置。例如，我们可能没有时间讨论你所有的堂兄妹或表兄妹，但是如果其中有一个或两个你认为很重要，或者你的姨夫、舅母对你很重要，那就把他们的位置也标记起来。

标记出三代之后，空间中共有 14 个垫子。由于此探索要在 50 分钟的咨询框架内完成，治疗师让处于系统中的各个角色简短地向来访者提出特定问题，以此合理安排时间。

治疗师：从安迪开始，讲讲生活给你带来了什么问题，以及你是如何处理的。你给梅尔的人生建议是什么？

梅尔扮演安迪：（站在代表他的垫子旁边）我的职业生涯真的很成功，我没有问题。我拼命工作来照顾家人……实际上，我可能工作得太多了！我想说的是，沉浸到工作当中，取得成功，努力赚钱！

梅尔扮演流产儿：我从未出生，但我给这个家留下了一些问题，很多痛苦和恐惧。我想对梅尔说的是，生活充满痛苦和丧失，但生活还在继续。

梅尔（低声对治疗师说）：我现在感觉我出生前的那次丧失体验始终萦绕着我的一生。我希望让一切变好，我努力成为一名医生，但很难保持平和。

梅尔扮演的费伊：我是家庭中的愤怒者，也是野孩子。我为了社交尝试了很多种毒品。我想对梅尔说的是，人生苦短，无须认真。玩得开心，别想太多！

治疗师：现在向后退一步，让我们听听你的父母会说什么。

梅尔扮演父亲：生活关乎责任。我很努力，一直很努力。我以实际的方式表达我的爱。沉溺于情绪毫无意义。一天结束时，来一两杯不错的纯麦芽威士忌，享受一下安静，就是我维持美好生活的秘诀。

梅尔扮演母亲（泪流满面）：我与我的弟弟非常亲密，但他在我小的时候就死了。生活带给我一些无法消化的丧失。我不会谈论我的情绪，我只会继续干活，烹饪、做家务……但是不可言说的悲伤如迷雾般笼罩着我。

梅尔扮演舅舅：当我们的弟弟去世时，我感到很难受。那时我已经到了记事的年纪，可以理解发生了什么。我一直是长子，从那以后变成了独子。我喜欢吃东西，说实话，我很胖。我想对梅尔说的是，吃掉你的感受，这对你有用！

梅尔扮演姨妈：我真的感觉和梅尔非常亲近。我也是个替补的孩子。我作为护士，从事卫生保健工作。我一直感觉自己不够好，于是就投身于工作当中。我想说的是，你做得永远不够，要多做事！

治疗师：让我们来听听早年夭折的舅舅传达的信息。

梅尔扮演去世的舅舅：我好像死于脑膜炎，当时只有四岁。我知道我给家里留下了一个空洞。我想说的是，生活中会发生意想不到的可怕事件，这让人难以承受。人生太难了！

治疗师：现在让我们回到四位祖父母那里，听听生活给他们带来了什么麻烦，以及他们是怎样应对的。

梅尔扮演爷爷：梅尔没见过我，因为我年轻的时候就去世了。我曾在二战中当过飞行员，我想跟家人说的是——沉着冷静，我们就是这样赢得战争的！

梅尔扮演奶奶：我还活着，患有痴呆症。我大半辈子都是个家庭主妇，也曾是个桥牌高手。我想说的是，适应生活，现实一点，别问太多，"少说为妙"！

梅尔扮演外公：我生长于二战期间，当时年纪还很小，无法参战。但是我父亲在我很小的时候就死于战争，所以我从来都不了解他。这对我母亲来说是非常艰难的。我想说的是：生活是一场斗争。我的解决方案是：泡在酒吧里。

梅尔扮演外婆：我晚年患有抑郁症。我丈夫去世后不久我也去世了。很多年来，我一直在服用许多抗抑郁药和安眠药。我觉得我从来没有忘记逝去的孩子。我想说的是……生活很艰难，太艰难了。

一 评论

在确定了三代人在家庭中的关键角色之后，通过短暂的角色交换，治疗师了解了梅尔家人所经历的生活，以及他们如何应对生活的挑战。现在是时候让她来看看那些变得明显的模式了，并将这些模式具象化。心理剧在这里具有镜子的作用，提供了一个可以观察家庭全貌的空间。

　　治疗师：谢谢，梅尔，现在请走到镜观位置，在这里你可以和我一起看到更宏观的景象。在你看到不同的家庭成员对生活挑战的反应以及传达的隐含信息之后，让我们再一起探索几代人所经历的议题。

　　梅尔：我看到的第一个议题是丧失（loss）。我母亲失去了她的兄弟，然后经历了一次晚期流产。

　　治疗师：你能在几代人中用绸带标记这个议题吗？

　　（梅尔在她的外婆、母亲和她自己之间放了一条黑色的绸带，绕了个圈，把她的哥哥、妹妹也包括进来。）

　　梅尔：我看到的另一个议题是沉着冷静，我认为这与酒精或其他物质滥用有关。

　　（她用一条红色绸带把爷爷、爸爸和哥哥连起来，然后又修改了一下，把外公和舅舅也包括在内。）

　　梅尔：我在这里看到这些议题是息息相关的。生活中充满着痛苦和丧失，但作为一个家庭，我们似乎在尝试各种方法来回避，我们过度工作、过度饮食、过度饮酒、使用毒品，无论是药物还是软性毒品……这发人深省。姨妈和我之间的关联让我感到惊讶，我们都是在哥哥去世后出生的女孩，并且都从事卫生保健工作。我想把这条黄色绸带放在我和姨妈之间。我还注意到，似乎家庭里所有的男性成员都传达出要"沉着冷静"的信息，女性也加入其中，仿佛这件事不容置疑。

　　治疗师：现在我们在这里停下来。请最后再看一下这个场景、涉及的各个角色，以及贯穿代际之间的彩带。等你准备好了，请为这个演出空间去角。

　　（梅尔给材料和垫子去角，回到与治疗师的对话空间。）

　　治疗师：让我们花几分钟时间反思一下这个历程，标记出我们想要再次探索的素材。

一 评论

这种方法使得治疗师和来访者都能更具象地看到代际连接。来访者用彩色丝带或布巾标记这些代际联系，所带来的视觉和动感的影响是相当大的。这种干预带来的好处，是可以帮助来访者拥有一个更全面的视角，包括文化规范（沉着冷静）、历史因素（第二次世界大战）、存在性因素（失去孩子或兄弟姐妹）和系统性因素（祖父母辈因缺乏情感修通给子女带来的问题）。在角色分析方面，生活给我们带来了各种挑战，而面对这些挑战的行为反应是由信念驱动的，这些信念通常是隐性的，而不是明确地存在于家庭系统中。在梅尔的案例中，她的家人有个信念：创伤不能或不应被谈论，生活最好继续前进，而不是一起花时间哀悼或表达情绪。因此，成瘾行为被用于摆脱未被表达和未被承认的痛苦，而这种应对生活挑战的解决方案带来了副作用和坏结果。就像利用成瘾罗盘工作那样，在演出过程中呈现出来的信息量很大，处理这些信息需要多次治疗，随着治疗的持续，将为后续疗程提供信息。

无论是在团体还是个体治疗中，很重要的一点是，每位来访者都必须承担应对生活挑战的责任。与此同时，认识和了解这些行为和模式背后所具有的系统意义和代际意义也至关重要。当我们明确地认识到自己的生存方式是由家庭和文化叙事所决定的，我们就会开始质疑自己行动的内在信念——而这正是酝酿改变的重要前提。

参考文献

Dayton, T. (1994). *The Drama With in: Psychodrama and Experiential Therapy*. Health Communications.

Dayton, T. (2000). *Trauma and Addiction: Ending the Cycle of Pain through Emotional Literacy*. Health Communications.

Dayton, T. (2015). *Neuropsychodrama in the Treatment of Relational Trauma*. Health Communications.

Goldman, E. E. & Morrison, D. S. (1984). *Psychodrama: Experience end Process*. Kendall/Hunt.

Mereno Z. (2012) *To Dream Again*. Mental Health Resources.

Schützenberger, A. (1998). *The Ancestor Syndrome: Thansgenerational Psychotherapy and the Hidden Links in the Family Tree*. Routledge.

第6章 心理剧梦工作

安娜·切斯纳

不是所有的来访者都会在心理治疗中谈论他们的梦，有些人只是偶尔谈及，而对有些人来说，探索梦境则是治疗过程中的一个重要的部分。

梦使人联想起戏剧或电影的真实感，这种特征使做梦者仿佛置身于戏剧或电影之中，一个情节接着一个情节，张力十足且出人意料。做梦者通常会有一个混合的意识，既是观察者，也是演员，或远或近。梦境具有"附加现实"的力量，莫雷诺（Moreno，1966）用"附加现实"这个词来描述想象的场景，它们在现实生活中可能永远不会发生，但其真实性不减反增。换句话说，梦境和戏剧一样，超越了日常现实的限制，直接表达出做梦者的内心世界或对外部世界的最深感受。

就其本质而言，梦是创造性的，是无意识的心理活动的产物，试图解释来访者日常生活中的诸多遭遇，以及内心世界的冲动、感觉和预想。梦，用意象的语言与做梦者对话。来访者重点讲述自己好奇的梦境内容、对这些内容的感悟，及其与自己的关联。治疗师"饶有兴致"地听来访者分享，并为来访者进一步探索梦的潜在意义增加维度，无论是以言语的方式还是行动的方式对梦展开工作，在咨访双方好奇心的推动下，都会揭晓梦的深层意义。

经典心理剧是一种团体治疗，此方法用沉浸方式探索梦境，且带来非常震撼的效果。在一对一情境中考虑使用这个技术之前，需要认识到这一特点。如格勒莱·洛伊茨（Grete Leutz, 1986）所述，梦境探索包括若干阶段。首先，主角演绎出入睡前的准备工作，进入梦境的过程是有待探讨的。通过这种方式，将梦定位为时间轴上的一个具体事件，有助于主角回忆引起梦境的相关情境和情绪，即梦境背景。接下来，主角躺在"如是其境"的舞台床上，花几分钟的时间，在脑海中重温当时的梦。为了帮助主角进入状态，在这个过程中通常会调暗灯光。然后，把舞台床场景撤到一边，做梦者站起来，进入梦的世界，将梦境内容在舞台上展演出来。角色交换有助于理解来访者行为和关系的动力变化，梦里的一切都可以通过角色交换进行探索，无论是一种气氛、一种颜色、一种无形的声音、一个动物、一个人或一件物品。梦境意义的探索过程，不是对梦直接进行分析，而是不断转换视角，关注梦里的不同角色、角色之间的关系，以及梦的主题。在梦的尾声，也是探索的最后阶段，导演给做梦者一个机会，让他可以在行动中"继续做梦"。也就是说，进一步迈入到附加现实阶段，做梦者在梦的舞台上选择一个附加场景或附加互动，来解决梦中的困境或完成未竟事宜。

最后，做梦者/主角回到最初床的场景。在治疗师的引导下，闭上双眼，在脑海中安静地"再次做梦"，这时的梦是有附加的合宜情节或合适行动的新梦。当来访者准备好了，就可以"醒来"，接下来通常是角色训练场景。在该场景中，做梦者把梦中的智慧付诸行动，或是与所爱之人进行一场对话，或是与自己对话获得新的启发，以崭新的姿态开启新的一天。

在一对一心理剧治疗框架中，对梦展开工作的方法有很多。由于疗程时间较短，缺少辅助人员来担任角色，一对一心理剧需要对传统的经典团体心理剧的结构做出大量调整。调整的情况根据来访者与咨询师双方的创造力灵活地推进。正如梦超越了亚里士多德的同一律对时间、地点与行为的规定，治疗师和来访者在治疗或梦境探索中，也可以自由调整工作方式。梦境探索以对话关系为基础，发生在咨访双方的诊椅之间，发生在治疗过程的此时此地。

梦境探索通常始于对梦的简单描述，来访者可以采用过去时态，就像是在回忆梦境一般；也可以采用现在时态，这会带来更多的即时感。可以体会一下这两种时态的区别，"当时，我在一栋楼里，在楼上的某个地方……"和"我正在一栋楼里，在楼上的某个地方……"。

每种行为技术的推动与跟进，都离不开此时此刻的反思。虽然这适用于所有一对一心理剧，但在对梦境展开工作时尤其需要注意，因为进入或重建梦境世界具有催眠作用。在阶段性探索结束时，我们需要确保当事人回到此时此地。下面是一些用行动演出来探索梦境的工作片段，反映了所使用技术的作用。

场 景 设 置 和 角 色 运 用

麦克斯（Max）是一个二十八九岁的年轻人，他来治疗的目的是解决难以维持长期的亲密关系的问题。他做了一个梦，梦里他发现自己躲在一个船舱的角落里，望着门，看到水正涌进门。他做过一系列与水有关的梦，这只是其中之一，经常被吓醒。

当他被问及想如何探索这个梦时，他说只想在治疗室里重现梦中的那一刻。虽然这个梦很吓人，但他觉得需要通过梦境设置来亲身体验，才能理解梦境的意义。

> 治疗师：让我们一起来规划一下房间的布局，为你腾出一个空旷的区域作为舞台。这样，当你的感受过于强烈，你随时可以退出梦境回到"岸上"（dry land），回到此刻的时空来。

麦克斯布置了舞台空间，用布巾代表梦境的主要内容：墙壁、衣柜、舷窗和水。然后，他自己走进梦境（舞台），走到房间的角落里。他半转身朝向墙壁，双臂抱头，看向代表着涌入船舱的水的布。

麦克斯：就是这样，梦就像这个样子。

治疗师：那么，请保持这个姿势，在此刻停留一会儿。请在船舱里，以角色的身份说话……当你站在那个角落里，看着水涌进来的时候，你感受到了什么？

麦克斯：我在躲藏，但我被困住了。我感到被墙包围着，呼吸急促，心跳得厉害……我思考着该如何脱身，想着可能会被淹死，但又无处可逃……我得离开这里！

治疗师：请走出角色，暂时离开舞台区域。当你准备好了，进入水的角色，试着把它演绎出来。

麦克斯站在代表水的布上，水正在涌进船舱，他用手臂和整个身体做出涌动的姿势，涌向麦克斯所在的角落。

麦克斯：我是水，我从外面来，正在往里涌，没有什么能阻挡我。我是大自然的力量，无穷无尽。我赋予生命，也夺取生命。我不针对任何人，我只是……

评论

通过一个简单的角色交换，麦克斯能够体验到梦中角色的两面性。他自己既是水，又是受水威胁的人。我们可以从角色分析的角度来思考这个梦，探索背景、行为、感觉、假设信念和后果这五个因素。从角色分析的角度来看，他发现自己面对着一种更强大的力量，与生活本身有关。他在生活中所要面对的东西，成为他梦中的角色。他的反应是试图躲起来，并通过远离生活来寻求坚实可靠的安慰，这就是梦中的行为反应。他的感受主要是恐惧，掺杂着一点孤独。当他想逃的时候，在梦里感到被困住了，陷入溺水的危险之中，非常无助。

这些信念通过梦境的行动立刻清晰可见，他独自一人待在船舱里的情况表明，他相信此刻他面对生活的挑战，独自一人，内心孤寂。他被这个梦与类似的梦惊醒，逐渐意识到，有些事情正在发生，需要他去探索或改变。

行动探索梦境的目的在于让来访者感受梦里的体验。治疗师此时的任务是决定要将梦境演绎到什么程度，以及在梦境体验中需要多长时间进行反思。

> 治疗师：好的，麦克斯，你准备好了就可以从场景中去角，回到此时此地的治疗空间来。感觉怎么样？
>
> 麦克斯：这个梦很可怕，但因为有你在这里，感受又有些不同。我的耐受力更强了，也有机会去思考了。在面对当前生活的挑战时，我的确感到非常孤独。关于这一点，我们已经说了很多了。我努力规划好自己，让自己处于掌控之中。我一直试着坚强，表现出自己可以应对的能力，但这一切都有点让人不知所措。我并不是真的独自生活，但每当遇到重大挑战时，我总觉得只能靠自己。想到这个梦，也许把自己逼到角落里并不是最好的反应。我知道这听起来太老套了，但也许我需要学会顺其自然！

评论

针对梦境探索形成的对话，有助于把梦境探索作为持续治疗的一部分，有助于讨论麦克斯的生活议题，以及他应对生活挑战时，内在过度发展和发展不足的角色。"转换到水的角色上"对麦克斯来说特别重要。他通过扮演象征着威胁的角色能够感同身受，甚至在某种程度上体现和拥有这种生命流动的超个人品质。这反过来又改变了他对自己的看法，尤其是对自己过度发展出来的角色的看法——独立且需要掌控感。

沟通魔方与小天地

来访者和治疗师运用小天地具象化技术一起分析梦，一个场景一个场景地进行。

分析焦点可以自如地切换，从梦境场景到对话反思，然后再回到梦境。

在这个部分，我们将讨论蕾吉娜（Reyina）众多梦境中的第一个，梦境探索是治疗过程的亮点。这个工作片段来自她的第三次治疗。我先描述一下梦的内容。

一　梦境

场景1：一位男同事让蕾吉娜和另外两个人用勺子把一些东西舀进三个锅里。她穿着睡衣，并意识到这个穿着不合适。

场景2：她走出去，到了一栋老房子里，房子变成了一座庄园。一个老妇人站在前门门口，告诉蕾吉娜不要走那条路，因为那里有一个男人，而她的穿着不合适。

场景3：她是一个小女孩，站在一个冰或玻璃制成的楼梯上，独自一人，正向下看。

场景4：她发现自己来到了另外一层。多年前的一个女性朋友站在那里，现实中她已经去世了。她在一堆女人中间，对蕾吉娜说："你不属于这里，你不能来这儿。"

沟通魔方的作用在于可以逐个呈现梦中场景（Casson，2007）。蕾吉娜选择了一些小物件来描绘整个梦境，并揭示她从中感受到的特殊意义。我们从沟通魔方的顶层开始，她呈现了三位同事、自己，以及三个锅。在她的反思中，她分享了几年前她在那个工作团队中的归属感，这与她早年在家里的经历形成了鲜明的对比。她在家里是三个兄弟姐妹中最小的，几乎像个局外人。她穿着睡衣的样子，使她想起了小时候在家里的情景——在那样一个充斥着情感忽视、言语霸凌和身体虐待的地方，她试图用宽大的睡衣把自己完全包裹起来。

第二个场景设置在沟通魔方的第二层。蕾吉娜选择了一个人物来代表站在门口的老太太，用一圈火来代表"不要走那条路"的警告。她没有为梦中的男人选择代表，而这个人正是警告的原因。她对这一场景进行了反思，她说小时候他们搬进那个庄园后，一些年龄大的男孩对她有过不当的骚扰。现在回想起来，当时她没有得到保护、引导，甚至没有人为她说话。

这个回想引出了中心的第三个场景，她正坐在一个玻璃或冰制成的楼梯的顶端向下看。在这个场景中，蕾吉娜重新调整了沟通魔方的布局，将一个坐着的仙女形象放在最高层。这个孤独又脆弱的小女孩，不安地坐在这一览无遗、无遮无拦、寒冷刺骨的楼梯顶端。她被这个画面触动了。

> 蕾吉娜：我以前就是这样坐的，这看起来像三岁时的我。她孤身一人，太凄凉了。
>
> 治疗师：作为成年的自己，你在梦境里，也是在治疗室里，看着她，现在想对她说什么？
>
> 蕾吉娜（泪流满面）：有我在……我会陪在你身旁！

一 评论

具象化技术通过自我与角色的会心过程得以彰显强大的作用。这个时刻，充满着丰富的情感体验。一方面，它具有补偿性：过去所缺少的关怀、保护和理解，在当下得到了补偿，让现在的成人安抚梦中受惊吓的孩子。另一方面，这个信息来自自我的鼓励，以面对刚刚开始的治疗之旅，也包含对治疗师的请求——"我需要你（治疗师）与我并肩同行。"

回到沟通魔方上，最后一幕是具象化的：另一个三人小组成立了，并说出了"你不属于这里，你不能来这儿"的信息。这句话重复了两遍，加深了其影响力。

这一幕与梦的开头形成了对比，在开头的场景中，她感到自己是其中的一分子，而最后一幕所唤起的记忆却与之矛盾。蕾吉娜记得自己与在梦里说出重要话语的朋友，关系非常亲密。但进一步讨论后发现，她过去也常常在他们共同的朋友圈中排挤蕾吉娜。蕾吉娜在生活中没有归属感的体验随处可见，但也不总是如此。

从沟通魔方中去角之后，再把梦作为一个整体进行反思。梦境探索在治疗空间中引入的关键主题包括：

有无归属感（在同事、旧友和原生家庭中）；

暴露和脆弱（穿着不合适的衣服，不受保护和孤独）；

典型元素（三个锅的童话元素，老妇人在旅程之初发出警告，玻璃楼梯）。

在这个梦中，被识别出来的三个主题都贯穿整个治疗，其中一些梦的元素还会在之后的梦中反复出现。在这个过程中，治疗师推动并见证了梦中那个孤独脆弱的孩子和治疗空间中的成人角色之间的最重要的情感会心时刻。这预示着蕾吉娜与母亲的关系，她与自己女儿的关系的深入。她母亲在她还是个孩子的时候就反复说："你知道我从来都不想要你，我的宝贝……"这句话表达着深深的拒绝，但却以一种矛盾的深情的方式传递出来。这便是一直困扰着她的没有归属感和无所适从的问题根源。

▌ 梦 境 绘 制 与 角 色 技 术 ▌

梦境也可以用艺术媒介描绘。在治疗中可以直接讨论梦境作品，或者把描绘梦境作为使用角色和具象化技术开展工作的第一步。我总是准备大量的厚纸和各种各样的粉笔、蜡笔，以便随时取用。

在蕾吉娜的梦中反复出现一个画面，当她醒来之后，仍能感觉到画面的存在。事实上，正是这种不断重复的梦境体验促使她开始接受治疗。这个画面是一个混沌之境：在广阔的水面上，她独自一人坐在小船上漂流，水雾缭绕，没有风，没有浪，没有地平线。

请蕾吉娜把梦境画在画板上，画板为梦境作品提供了自然而明显的边界。在边界之内，来访者凭借想象力把图像的感觉带入生活。

蕾吉娜选择了一个最大的画板，坐在地板上，拿起一支灰色的笔，轻轻地、反复地在纸上刷来刷去。画面是模糊的，而慢慢形成雾气的过程让人沉浸其中。渐渐地，在画的中间，出现了一只非常小而模糊的船，一个人影向前弯着腰，一棵大树从画面的底部一直延展到顶端。

画完后，蕾吉娜回到她的椅子上，看着这个场景，开始描述。

> 蕾吉娜：你看，这艘船有多小，还有那个蜷缩在里面的小小身影。这就是我所感觉到的——在浩瀚的水中漂流，没有参照物。我真的很孤独、迷失和无助。船就是一个小小的容器，一种保护，就像我蜷缩着的姿势。而我仅有的这点儿自我保护也将我困在了原地，这有点自动延续的意思。即使身处朋友之中，我也会有这种感觉。
>
> 治疗师：画面边上的这个是什么？一棵树？
>
> 蕾吉娜：这是一个树精，就像《指环王》里的那样，既聪明又古老。这也是我，既是见证者也是做梦者。这个我和船上的我之间有很远的距离，似乎遥不可及。

评论

此刻，画面比例和人物角色呈现出一些有趣的事情。从画面比例来看，在一个相对较小的框架内（即这张纸内），画了一个广阔的空间。在这个画面中，有两个蕾吉娜：小的那个几乎像个胎儿，象征着迷失、漂泊和孤独；而那个观察者顶天立地，见证一切，却不可触及。在画面之外的此时此刻的治疗空间中，治疗师和来访者共同见证象征着内心剧场的这张画像。显然，这个空间比画上的两个蕾吉娜都大得多。诊疗室中的分享和反思与画面中两个无法触及彼此的不同形象给了双方对话的机会。

治疗师：你愿意帮你梦中的这些角色配音吗？用手指着船上的这个人，她在说什么？

蕾吉娜（作为船上的人）：（低声地）来找我吧，我很孤独，很害怕。我一个人做不到……

治疗师：现在用你的手指指着画纸边上的这个人。她说了什么？

蕾吉娜（作为观察者）：我看到你了，我看到你有多迷茫，我要找到你……

治疗师：最后，从此时此刻你自己所在的位置出发，你怎么看待梦中的这些角色？

蕾吉娜：我突然想起一段经历。我记得在很小的时候，有一次，刚到学校，就感觉很难受，又回家了，回到我的房间。我回来的第一天，从卧室的窗户望出去，看到我的父母都去上夜班了。我可以看到他们的背影，看着他们逐渐远去。我想那一刻我明白了，如果我需要有人照顾的话，那个人只能是我自己。我很小很无助，但得靠自己。因此，我想对那个小小的我说："这不可能是对的！我已经受够了'什么都得靠自己！'的鬼话。"

一 评论

通过重现梦境，并将内在模式以角色对话的方式展现出来，来访者可以自发地触及自己的早期记忆，以及背后起着驱动作用的核心信念。记忆本身就相当于一个初始景，是她早期生活中的一个片断，那时她的内在工作模式正在被巩固。用角色分析的话语来说，这个场景象征着她很脆弱，并需要被照顾。她的行为是回到她的安全基地，即她的家。但是，蕾吉娜并没有获得安慰与关照。她望着父母双双因为工作而离开的背影，面对的是一个隐含着抛弃意味的画面，感到悲伤、凄凉和无助。为了使这种情况合理化，也为了将自己从这种低迷的情绪中拯救出来，她重新建立了信念——当她有需要时，她就得靠自己，她不能依靠别人来照顾她或陪伴她。正是这一想法导致她对人际关系的期望值很低，并把自己想象成一个在生存之湖中漂流的孤独者。

▮ 技 术 之 间 的 转 换 ▮

　　我认为，在一对一心理剧的设置中，对梦展开工作的形式应当更具灵活性。在上述个案中，我们对不同技术做了简单的探索。我们通过麦克斯的案例探讨了如何进行具身角色与场景设置。在蕾吉娜的第一个梦的分析中，我们可以看到如何使用沟通魔方进行具象化，以及如何将叙述与角色对话相结合。在对她反复出现的梦境画面进行工作时，我们可以了解如何使用艺术创作来帮助角色进行对话。每个案例中对梦境的行动探索，使得来访者与治疗师在整个咨询过程中时刻保持对话与联结。角色分析作为治疗师的支持性反思框架，有助于在梦境素材和来访者的日常经验之间建立重要的联系。由此，看似不相干的叙述之间的深层联系得以展露，而让来访者增加对于这些联系的觉察，这样有助于来访者进行自我整合，建构个人意义。

参考文献

Casson, J. (2007). Psychodrama in Miniature. In C. Baim, J. Burmeister, M. Maciel (eds.), *Psychodrama Advances in Theory and Practice*. Routledge.

Leutz, G. (1986). The Psychodramatic Treatment of Dreams. *Group Analysis* 19 (2), 139 – 146.

Moreno, J. L. (1966). Moreno's Philosophical System. In J. Fox (ed.), *The Essential Moreno: Writings on Psychodrama, Group Method, and Spontaneity*. Springer.

PART II

第二部分

案例研究：演出中的方法

第7章　理解孩子的心声：一对一心理剧的系统观

保拉·戴维斯

引　言

本章探讨在学校儿童一对一咨询中如何使用心理剧技巧，以及如何将经典心理剧的暖身、行动、分享框架应用于一对一咨询之中。我在治疗过程中使用角色分析，也将其用于工作系统的讨论中，以增进对儿童成长过程中所发生的事件的理解。在让孩子的声音①保持鲜活的同时，与其所在的系统保持联系。成年人在教育过程中拥有控制权，举例来说，最初儿童参与治疗的决定就是由他们所做的。事实上，整个治疗过程始终需要父母的书面同意。为了平衡这一点，我非常注重确保孩子的声音在治疗过程以及更广泛的系统讨论中都能够被听到。这种整体的方法有助于发展

① 这里的声音指想法、情绪和行为模式。——译者注

儿童的心理韧性（resilience），以帮助他们面对在生活中遇到的真正的困难。希望随着时间的推进，那些孩子能够在他们的世界中、在与他人交往的过程中都朝着更加和谐的生活方式发展。

▍ 心 理 剧 的 结 构 是 一 种 容 器 ▍

治疗联盟被认为是掌控治疗过程的关键。我相信我们的内心冲突与我们和他人的关系有关，所以在解决人际关系难题时，建立相互信任的治疗关系是最重要的。我认为暖身、行动演出和分享的心理剧三阶段结构是一种容器，使得治疗关系得以发展。

一 暖身

在一对一咨询中，暖身阶段是来访者在探索其内心议题和冲突之前的准备时间，旨在让他们能够摆脱一些束缚，发展出自发性和信任感，以便更加真实而富有创造性地探索其内心世界。

> 当创伤进入我们的生活时，我们就仅仅只是活着，而无法像我们所希望的那样充实地生活。我们的创造力在创伤发生时被扼杀了，但在鼓励下，它可以成长并用来治愈伤痛。当这样的情况发生时，我们会感到极大的喜悦和满足。
>
> （Bannister, 1997, p. 71）

孩子天生爱玩，有自发性和创造力。可是，转介过来治疗的孩子们经常是被封印的，这可能是创伤和自然发育过程的中断所导致的。暖身阶段，治疗师试图使他们与自发性和创造力重新建立联结，为他们能够过上更加自在的生活做准备。我能理解安妮·班尼斯特（Anne Bannister）使用"鼓励"一词作为治疗师的常用方法，帮助来访者暖身进入他们的世界。在正式治疗开始之前，与孩子们在教室见面的那一刻，暖身就开始了。我首先觉察到我们之间的心电感应。莫雷诺提出的心电感应这个术语，表示人与人之间的能量联结，它可能是正向的、负向的或中立的。我需要全身心地保持在场——也就是说，带着充分的意识去体验这种联结的真实性。这种联结发生在正式治疗开始前，它很可能会预示我与孩子之间的关系，以及孩子会如何呈现自己，包括他们的防御模式。例如，我对孩子可能有正向的感觉，而孩子对我表现出负向的感觉。这种负向的情绪可能会通过某种防御机制（如回避）向我传达。

一旦进入治疗室，我和来访儿童就会进行一些活动，为治疗暖身。一般可以通过游戏和创意活动的形式引出主题，同时激发其自发性。Hangman① 是一款受欢迎的游戏，它能在我们之间建立起一种有趣的联系，我所要猜测的单词会引出与孩子相关的议题。

此外我也会提出一些社会计量问题，来探索孩子对周围重要关系的感受。我注意到许多孩子真的非常喜欢在想象的（连续的）线上表达自己，站在这条线上表达自己对另一个人或一群人的感受。对孩子而言，通过站在代表消极的一端来表达自己的不适，要比试图用语言表达他们的真实感受来得更容易。我见证这些经历，而不做任何评判。

治疗过程的暖身，也可以只是简单地让孩子选择想用的媒材和方式。在选择材料的同时，孩子会逐渐适应如何使用它们。随着一个个木偶被挑选出来，他们的故事就开始展开了。

一 行动演出

经典团体心理剧中的行动演出阶段，包括对所选问题的呈现、探索和重构。行动演出被分成几个场景，从第一个场景开始，这一场景探讨最近发生的既定问题。

---

① Hangman 直译为"上吊的人"，是一个猜单词的双人游戏。一个玩家想出一个单词或短语，另一个玩家猜该单词或短语中的每一个字母。——译者注

然后进入第二个场景，探讨过去所发生的不同事情的同一议题。这个过程通向初始景，即问题首次出现的场景。主角在这里可以对其经验进行重构，并发展出新的功能角色。行动演出阶段的最后一个场景是角色训练场景，这使主角有机会去练习新发展出来的角色，以运用在心理剧场之外的真实世界中。

在一对一心理剧中，行动演出会随着时间的推移遵循类似的过程。与团体心理剧治疗不同的是，在团体心理剧的一个疗程中，所有的场景都会发生。在一对一治疗的过程中，各种问题都会被探索、追溯起源并重新建构。当孩子们充分暖身并逐渐感到安全的时候，这些主题会随着时间的推移自然而然地呈现出来，并且一次可能出现多个主题。

在团体心理剧治疗中，团体成员接受主角分配给他们的角色，并完成扮演的任务。在一对一心理剧中，物体、布和图画都可以表示角色，用来演示既定的情形。大多数情况下，治疗师不会扮演角色，因为如果治疗师扮演了一个角色，就无法安全地守住整个局面；当在行动中确实需要治疗师扮演一个角色时，治疗师会在咨询室内隔开一个相对独立的空间，进行行动演出。咨询室内的咨询区域和演出区域是隔开的，治疗师在演出区域进行演出时，在咨询区域用一把椅子代表治疗师，每当治疗师坐到这把椅子上时，就回到了治疗师的状态。

在行动阶段，孩子们在虚拟的故事和场景中处理他们现实生活中的问题。虚拟故事为孩子们创造了一个安全的情感距离，使他们能够探索自己脆弱的感受。随着时间的推移，孩子们会意识到虚拟故事与他们自己的真实生活之间的联系。这项工作使他们能够逐渐厘清混乱的感受和想法。孩子们经常会选择木偶、艺术作品、微雕世界（mini world sculpting）和人们熟知的故事来讲述他们自己的故事。当然，孩子们也扮演角色，在我们精心创建的舞台上发挥着他们的想象力。

一 分享

经典团体心理剧的分享阶段发生在演出结束之后，此时，所有参演的成员都需要去角，即去掉他们所扮演的角色。团体成员都有机会通过分享扮演角色的感受和自己的相关经历，来表达该心理剧对他们的影响，这是自我暴露和反思的时间。但在一对一心理剧的分享中，咨询师不会进行自我暴露。

在一对一心理剧中，不管孩子是否乐在其中，他们在分享阶段都会反馈过程中的感受。他们可能会从所探讨的角色中识别出自己的某些方面。例如，有个孩子是年轻的护工，在参演灰姑娘的故事时，可能会产生对他人过于负责的感觉。在这一阶段，所有的道具都被去角，来访者重新回到此时此地，开始反思。心理剧结构决定了每个会谈的进程。这种熟悉的、可预测的结构，提供了一种保护，这种保护有助于产生信任感和安全感。由于孩子从教室过来，并会返回教室，因此需要注意将他们在会谈中通过行动演出探索出来的脆弱，充分地留在会谈中而不带回教室。

心 理 剧 技 术

莫雷诺在维也纳公园中观察和参与了孩子们的玩耍后，创造并发展了心理剧（Blatner，2000）。他注意到孩子们如何通过游戏自然地交流，以及他们在扮演角色时的自发性。心理剧的诞生始于儿童，在处理创伤和困扰时，戏剧的元素可以激发孩子的自发性，自发性有助于他们跳出卡住的模式。

莫雷诺设计了一些特定技术来扩大角色目录。他的角色理论用于探索和处理复杂问题。这些所扮演的角色有的来自我们的内心世界，有的来自我们与他人之间的关系。

心理剧的暖身、行动演出和分享的三阶段结构为治疗会谈创建了容器，在其中可以使用特定的心理剧技巧。我在这里重点介绍三种主要技术：替身、镜观和角色交换。这些都与孩子情绪的发展紧密相关。我一直在关注，如何将这些技术应用于儿童一对一心理剧并促进咨询进程。

一 替身

替身出现在婴儿与其照顾者融为一体的阶段。在这个阶段，婴儿逐渐发现他们相对于照顾者有一个独立的身份。替身作为一种心理剧技术，是指在心理剧治疗的过程中，治疗师或团体成员站在来访者的角度，与来访者交流他们在那一刻可能会发生的感受。替身技术可以帮助来访者更加轻松地表达自己的内心世界，理解当下发生在自己身上的事情。

如果孩子被问到，他们为什么在学校里表现得很过激，他们也很难回答，因为他们通常也不知道为什么。在治疗过程中，使用替身技术可以识别孩子的想法和感受，并为他们找到合适的词语，从而帮助他们更清楚地理解自己的行为。当孩子对自己的体验有了更多的觉察，并且能够更清楚地表达自己时，他们的行为就更有可能发生改变。

亚当·布拉特纳使用"行动共情"（active empathy）一词来描述替身技术（Blatner, 1996），因为替身技术是在行动过程中对主角共情。儿童往往通过体验这种被替身扮演的过程，而感到被理解。治疗过程中，可能会碰到孩子躲在桌子下面的情况，此时如果他们允许，我会爬到桌子底下与他们待在一起，就仿佛我是他们的替身，这样既可以帮助我对他们的体验产生共情，也可以增强我与他们之间的联结。我问他们，我所说的对他们来说是不是真的，并请他们纠正我，或者用他们自己的话来表达我所说的意思。当孩子开始接受我的存在，并且认识到我想要理解他们时，他们就很可能会从桌子下面出来。替身与孩子的关系类似于父母与孩子之间的早期互动，早期的经验告诉孩子，他们不会与母亲分离，并且在理想情境下，母亲会根据孩子的需求来调节自己的行为，并在孩子完全有能力表达自己的需求之前代替他们表达。这样的关系是构建孩子信任感和安全感的基础。通常情况下，来访者在早年生活中并没有这种理想的体验，所以治疗师在治疗过程中提供好的替身技术可能具有深层次的修复作用。

在同从事儿童青少年相关职业的人士一起工作时，分享替身技术可使他们更加理解为什么有些孩子与其他孩子相处困难。替身技术帮助他们理解孩子，对孩子产生共情。当一个成年人通过替身技术来理解孩子行为背后的意义时，他会开始对孩子有不同的感受，并且用不同的方式与孩子进行沟通。如果时机合适，我也会与父母或其他照顾者分享我通过替身产生的对孩子的理解，以此来鼓励他们理解孩子的情感，这样可以促使父母重新理解孩子及其家庭的动态。

在治疗的任何时期，孩子们都有可能重现他们感到被卡住的那个瞬间。有些事情已经发生了，但他们无法表达出来。我可以看到有一些事情在困扰着他们，并且对他们而言非常重要，可能是上课时的困扰，或者是玩耍时的困扰。在这种情况下，我会使用替身技术帮助孩子们理解这些困难的部分。在治疗结束，孩子对离开感到不情愿或者矛盾时，我也会这样处理。此时替身的台词可以是："我不想回到教室，因为刚刚我在这里度过了一段如此愉快的时光，但是我知道我下周还是会回来的，对吗？"

替身技术用在孩子身上有多种实现方式。当与注意力难以集中的孩子一同工作时，首先我们会互相画出手的轮廓，并剪下来，再用毛线穿起来，做成一个手链。然后，我们来猜测自己的手喜欢做些什么。我们把纸制的手作为替身。我把我的手放在一只纸制的手上，说"我喜欢画画"。然后孩子可能认同，可能纠正。这个过程使孩子们逐渐打开自我，去更加清晰地觉察自己当下的情绪体验。在探究他们的情绪情感和内心世界之前，我们可能还会把关注转移到脚上或是身体的其他各个部位。最终，孩子们越来越专注，他们的适应能力也大大提高。

使用替身技术的另一个例子是木偶制作，孩子们喜欢其中的"制作"过程。但是，他们可能会觉得很难与木偶的性格、情感建立联系。替身练习的另一种方式是，鼓励孩子去探索木偶的内心世界，从而培养他们探索自我的能力。我也会在我们现场创作的故事，或既有故事（stories already written）中使用替身技术。在演小红帽面对狼外婆的这幕剧时，通过替身技术，我们可以去探索小红帽体验到了怎样的恐惧和痛苦。

还有一个可以使用替身技术的时机是让孩子们画他们自己。通过在脑海中记下所画的面部表情，我会为纸上的画像做替身，并邀请孩子摆出自己所画的身体姿势。这可能是孩子第一次感觉到自己有能力充分体会和交流他们的处境。

一 镜观

镜观是儿童情感发展的下一个阶段。如果替身阶段进行得非常顺利，那么镜观会自然而然地发生。在镜观阶段，婴儿开始认识到他们与照顾者之间的分离（Bannister，1997）。

当一个孩子离开一段时间重新回到学校时，他可能会认为自己学校生活的各个方面都发生了变化，同学们在玩新的游戏，建立了新的友谊。这在学校生活中完全是自然发生的，未必是有敌意的。尽管孩子们不一定是这样的感受，他们的同伴可能会热情地欢迎他们回归，但如果学校教师没有很好地使用镜观技术，孩子对他人的敌对情绪可能会不断地加重，孩子们甚至可能认为这些微妙的变化是欺凌的证据。如果大人能以温暖和关心的方式向孩子介绍现实情况，镜观会帮助他们感到更轻松。

在团体心理剧治疗中，镜观是指主角从场景之外的另一个角度，见证自己所处的场景时所使用的一种技巧。这种方式非常有用，可以帮助他们从这样的观察视角中获得更广泛、更真实的观点。

镜观技术用在儿童一对一咨询中也同样有效。我们用的许多创新性技术能够帮助儿童旁观他们自己的故事。这样的方式有很多，例如艺术作品、故事、木偶作品、微雕世界或由卵石、纽扣等物品组成的光谱图（spectograms）。如果我们以家庭为主题，可以选择纽扣来代表家庭成员，也可以把家庭描绘成一幅图画。通过使用这种方法，孩子们开始觉察他们的家庭动态，并且逐渐理解他们与周围人之间的联系以及对周围所发生事情的情感反应。镜观技术帮助他们了解自己在家庭中的位置及其对他们的影响，这样的工作方式能把家庭中一些棘手的情况反映出来并得到厘清。如果孩子觉得自己没有被纳入到家庭活动中，我们可以通过镜观位置来凸显这一点。他们此时意识到了自己所处的情境，并可能开始懂得为何自己会感到孤独。在征求孩子同意后，我会慎重地与其父母探讨这一问题，帮助他们理解孩子在家庭系统中的自我体验。即使父母可能并不同意这样的观点，这样的谈话也有助于帮助他们对孩子产生同理心，增加他们对孩子的共情。

一 角色交换

角色交换发展阶段（the developmental stage of role reversal）是指，当孩子们可以

意识到其他人而不仅仅关注自己的时候，他们可以将他人的需要放在心上，并学会共情。这个阶段往往在镜观阶段已得到充分发展之后发生，其发展理论可以帮助我们理解孩子为什么在非结构化阶段（unstructured times）会遇到困难。通过角色交换，来访者可以学习如何在社会情境中生存，并容忍一些不适感的存在。角色交换关乎理解另一个人的观点，即使那些观点与我们自己的观点不同。

在团体心理剧中，角色交换技术需要一个人走出自己的角色，进入另一个人的角色。来访者可能会与另一位团体成员，或由该成员所扮演的生活中的重要人物进行角色互换。在心理剧中，来访者也可以与自我的内部角色进行角色交换，团体成员可能代表了来访者内部的某一方面。角色交换使我们对如何体验内心世界有了更丰富的理解。

在儿童一对一咨询中，没有其他人可以与之进行角色交换，我们可以使用无生命的物品来代表角色，代表另一个人，或者代表自我的内在部分。这些物品包括椅子、布料、木偶、小物件和插图。角色交换过程中，我往往会使用与镜观一致的结构或活动。在画好的家庭动态图上，我会邀请孩子们通过把手指放在选中的人身上来扮演另一个家庭成员的角色，并且要像选中的家庭成员那样说话。只要他们与图画保持这种身体上的接触，他们就始终处于这一角色当中。如果我们使用微雕世界，工作方式也是类似的。

角色交换在故事治疗工作中也能发挥作用。首先，儿童选择一个主人公，我们可以通过与主人公周围的其他角色进行交换，来探索主人公的世界。例如，通过与灰姑娘丑陋的姐妹们进行角色交换，来探索灰姑娘的故事的各个方面。有些孩子可能会从经验中得知，姐妹们嫉妒灰姑娘的美丽，他们对丑陋的姐妹们产生了同理心，了解了她们对灰姑娘的暴行可能是出于什么样的动机，将姐妹们的情绪情感内化了。我曾经看到过有几个生活在重组家庭中的孩子，用灰姑娘的故事中的方法来应对与继兄弟姐妹生活在一起的挑战。通过与故事中的虚拟人物进行角色交换，孩子们可能会开始理解，他们无须为周围的冲突负责。与此同时，他们也开始意识到，这对继兄弟姐妹来说也是困难的挑战。

孩子们经常选择用木偶代表自己，而且通常是有攻击性的那种。但是，孩子会给我挑选一个较为顺从的木偶。然后，孩子与他们选择的木偶玩几个星期，通过木偶表达他们的愤怒和攻击性，以及他们在生活中所面临的愤怒和攻击。我用木偶即兴创作出与之相反的情绪感受，并请孩子在需要的时候纠正我的表演。一旦孩子通过表演释放出了愤怒情绪，他们可能也就做好了准备，可以与我正在使用的木偶进行角色交换，这些木偶代表他们有功能的和功能失调的内外部角色关系。通过将无意识的动力意识化，孩子就会有机会发展更多的功能性角色。例如，我扮演温顺的兔子木偶，而孩子扮演具有攻击性的鲨鱼木偶。随着时间的流逝，孩子会逐渐表现出他们的攻击性，这个时候我们会互相交换木偶。通过角色交换，扮演兔子角色的孩子开始能够识别鲨鱼在愤怒之下所遭受的情感痛苦。这时，孩子感受并触摸到了以前被攻击性所掩盖的脆弱情感，并且开始对他们内心的兔子和鲨鱼进行整合。

我列举了一些使用替身、镜观和角色交换技术的例子。在治疗的创造性过程中，这些技术并不是单独使用的，孩子和治疗师都有可能发起从一种技术到另一种技术的过渡。作为一名心理治疗师，牢记每种技术在儿童发展方面的意义和潜在影响对我来说是很有帮助的。

▓ 角 色 分 析 和 系 统 工 作 ▓

我发现，在与孩子进行一对一的工作时，角色分析（role analysis）非常重要。它是从莫雷诺的角色理论发展而来的。我从角色分析的五个要素出发，推敲孩子们带入治疗会谈中的虚拟的或来自现实生活的各种事件，并将此框架延伸到会谈之外，探讨他们的困难在家庭或学校等更广泛的情境中的意义。角色分析包括以下五个要素：

1. 背景——孩子反映的现状以及现存的问题；
2. 行为——为应对现存问题而表现出的行为；
3. 感受——当时激活的感受；
4. 信念系统——人们在现存背景下对自己、他人以及世界的看法；

5. 结果——当上述要素发挥作用时所发生的情况。

有一个使用角色分析的例子，即一个孩子在学校的游戏时间里遇到了很多困难。他总是想控制与同伴一起玩的游戏，如果别的孩子不想玩他的游戏，他就会变得有攻击性，甚至可能伤害他人。这种从老师、生活助手和孩子那里了解到的反复出现的场景引起了我的注意。

最初，在我与这个孩子的会谈过程中，我会同意与孩子一起玩他想玩的游戏。通过这种允许，我逐渐意识到让孩子玩他自己的游戏能够给他一种价值感和肯定感。他渴望扮演"游戏发明者"和"游戏控制者"的角色。通过这个过程，我了解到他需要这种掌控感，以应对自己无法赢得游戏以及不知道游戏是什么的恐惧感和焦虑感。

在合适的时机，我开始介绍我的游戏。我小心且耐心地鼓励他放下控制的需要。在进一步的会谈中，通过创作一个与他相似的故事，我们探讨了他在游乐场与其他同伴的互动过程。我让他与游乐场中的同伴进行角色交换，让他从同伴的角度来讲述在学校游戏时间里发生的故事。这能帮助他了解自己的行为对同伴带来的影响。

在团体心理剧治疗中，角色分析建立在主角探索自我以及每个场景的基础之上。我们对初始景展开工作，在这个场景中人们驱动行为和感受的信念系统被处理和重构。在一对一心理剧中，一个角色分析通常要通过一系列会谈来完成，也有可能一次会谈进行多个角色分析，阐明我们如何在不同情形下表现出不同的行为、感受和想法。以下是几周后我对于上述孩子的角色分析结果：

背景——这个孩子需要融入一群同龄人当中，而这群人中的每个人对于玩什么都有自己的想法和冲动，换句话说，他面临着学会与同龄人相互给予和接纳的发展挑战。

行为——他攻击了他的一个同伴，并喊叫着、哭泣着跑开。

感受——他感到愤怒、焦虑、失控和不安。

信念系统——他认为自己必须成为掌控者，否则他将被击败、被压倒。他认为如果人们不按他所说的去做，就意味着人们不喜欢他。他认为世界是在统治和屈服的现实基础上运作的。

结果——他将自己孤立起来，受到成年人的惩罚，并且开始被同伴拒绝。

有时，我会与孩子们一起进行角色分析，来帮助他们理解自己身上所发生的事情。如果他们愿意接受这种说法，我们可能会围绕他们的信念系统进行更深入的探索。例如，在上面的例子中，我们可以去探究他的信念起源，他认为世界是在支配和服从的原则下运行的，这是由他在家里目睹家庭虐待的经历所决定的。我经常和儿童工作者分享角色分析案例。当然，这与任何其他分享一样，我需要考虑到隐私问题。如果我确定与他人分享会使孩子的利益最大化，我会事先征得孩子的同意后再分享。这种方式有利于促进我们对孩子的治疗以及理解他们如何看待世界。有时候这种分享是非正式的，可能发生在会谈结束后我与班主任碰面的时候，或者发生在我与其他专家（如家庭治疗师）一起讨论有关家庭问题的时候。通常，我会在与其他专业人员/父母/照顾者的非正式谈话中分享我的看法。这对告知儿童/家庭的工作方向是有帮助的。在极少数未能得到孩子同意的情况下，我会努力在我与其他相关成人的讨论中加入角色分析的概念，来鼓励他们对孩子的行为或表现产生好奇心，并牢记我能够分享的是有关治疗的过程，而不是治疗的具体内容。围绕着角色分析的讨论，可以鼓励教师和家长之间达成共识，并促成一个系统性的方法。就上面所讨论的那个孩子而言，通过把他留在班主任办公室外的房间里关禁闭来惩罚他，只会让他将惩罚与其功能失调的信念联结起来。学校的工作人员发展了一种更具同理心的方式，这种新的干预措施是创建"同龄人社交团体"，在这个团体中，他有机会在一个同龄人群体中练习合作、给予和接纳。这反过来又有助于改善他对自己的消极信念。我们能够在与他一对一的治疗中看出这种变化。

安东尼·威廉姆斯是这样看待个体与其他人之间的联结的（Williams，1989）：任何问题的出现，都表示联结本身出现了问题。他说，在系统工作中，我们应该考虑到系统中所有相关成员的相互作用。我关于角色分析的工作就旨在确保系统的所有部分都可以建立更加积极的联系，这也是受到了威廉姆斯的启发。

孩子们会收到诸如"调皮""贪婪""好斗"的标签，这些身份都是被误导的。这些描述是孩子在具体情境中所扮演的角色，而不是对孩子是什么样的定义。这些标签是沉重的负担，使得孩子们对自己的消极信念不断增强。除非得到充分的治疗和系统性干预，否则这些负面的信念将会延续到未来。角色分析有助于我们反思我们看待孩子的方式，以及我们同他们在一起时所使用的语言。

总 结

转介来治疗的儿童都非常脆弱，且情感阻塞，表现出攻击和退缩等功能失调行为，往往处于混乱之中。一对一的心理剧治疗为孩子提供了一种具有创造性且有趣的工作方式，使其能够探索那些阻碍他们建立和维持健康人际关系的不健康的防御方式和模式。心理剧技术和结构为混乱提供了一个容器，治疗框架和治疗关系为孩子们提供了安全探索自发性和创造力的空间。心理剧结构既包含了治疗过程，也为孩子的脆弱提供了安全空间。角色分析为理解孩子的角色系统以及他们如何感受生活和人际关系打开了一扇大门。它为我们探索孩子的内在动力提供了指引，使我们能够支持孩子朝着积极的方向转变。

我认为，在与儿童一起工作时，系统的观点非常重要，尽管我们并非总是能够与儿童系统的所有部分进行联络。在这样的情况下，一对一心理剧疗法仍然可以提供帮助。此时的重点是建构儿童的复原力，使其获得被理解和被认同的修复性经验，并有机会发展出新的角色。

当与整个系统成功进行协作之后，我们可以更深入地理解儿童的内心世界，以及他们看待自己的方式，共同创造新的关系模式。我希望帮助治疗师们看到这些儿童在此时此地的真实模样，并摘下附加在他们身上的错误标签。

参考文献

Bannister, A. (1997). *The Healing Drama: Psychodrama and Drama Therapy with Abused Children.* New York：Free Association Books.

Blatner, A. (1996). *Acting-In: Practical Applications of Psychodramatic Methods* (third edition). New York：Springer.

Blatner, A. (2000). Foundations of Psychodrama (fourth edition). New York：Springer.

Williams, A. (1989). *The Passionate Technique: Strategic Psychodrama with Individuals, Families and Groups.* London：Routledge.

第8章　最深的痛：一对一心理剧对羞耻的处理

安娜·纳皮尔

引　言

羞耻常常是人们内心痛苦的核心所在，往往会牢牢盘踞于内心深处，成为我们与他人建立关系的破坏性障碍。同时，羞耻会渐渐削弱人们的能量，且影响深远。正如菲尔·梅隆（Phil Mollon）所刻画的那样：

> 羞耻就像一个洞，吞噬了我们与他人的联结。在羞耻的注视之下，我们从人生舞台上跌落，被迫离场。若是跌入羞耻之洞的最深处，便进入了死寂之境。

（Mollon, 2022, p. 23）

有关羞耻的话题在文学作品和道德故事中比比皆是，这反映了羞耻在现实世界中所扮演的角色的重要性和影响力。比如，在安徒生（Hans Christian Andersen）著名的童话故事中，皇帝被骗子欺骗，以为华盖下的自己穿着最华丽的长袍，其实却是一丝不挂地上街游行。让我们角色交换到小男孩大喊"但是，皇帝什么都没穿呀"那一时刻的皇帝：当人性的弱点被堂而皇之地揭露，由此产生的内心混乱便是羞耻的本质。赋予这个故事魅力的正是对羞耻这种痛苦的感同身受。

莫雷诺很清楚，我们的情绪健康与我们和他人的联结，以及遭遇的社会排斥直接相关，而遭遇社会排斥后产生的情绪是毁灭性的。他向那些与社会隔绝的人伸出援手，同他们的困难和痛苦打交道，并试图帮助他们重新联结到人际关系网络之中（Fox，1987，p. xv）。

莫雷诺的"自我从可用的角色发展而来"的理论观点是心理剧的核心概念之一。依据这个观点，可将羞耻视作一种角色，它是个体的众多角色之一，没有好坏之分。心理剧治疗师的治疗重点不是消除来访者的羞耻，而是去理解羞耻的意义、功能和目的，并将其纳入不断扩展的角色目录中。这一理论观点认为，羞耻具有破坏性，会导致人际疏离；同时也认为，感到羞耻是人类作为社会成员必不可少的能力。

在心理治疗中，羞耻的揭露和处理是一个敏感、复杂而又具有潜在能量的过程。对于许多寻求治疗帮助的来访者来说，羞耻深深地触及他们的生活，但它难以捉摸的性质往往导致治疗师和来访者难以注意到它（Lewis，1971）。也可能是因为太容易激发共鸣，羞耻往往会成为治疗师试图回避的话题之一。

在本章中，我将在莫雷诺的心理治疗理论——角色理论的背景下探讨羞耻。我的目的在于证明角色理论、角色分析和心理剧的方法可以为我们提供一个框架，通过这个框架我们可以理解和处理羞耻，同时保持其疗愈潜力。接下来，我将通过临床实例来说明如何在个体治疗情境中使用角色分析框架，从而在我们的内在角色系统中识别、确认和重建羞耻。

羞 耻 是 什 么?

羞耻是一种一触即痛的情感，有时会令人痛苦至极，甚至立刻引起本能的身体反应。如让-保罗·萨特所描述的那样：一种瞬间从头到脚贯穿全身的战栗，没有任何的防备（Jean-Paul Sartre, 2003, p. 246）。羞耻产生的根源在于我们如何看待自己以及如何被他人看待，这种个人—社会的二元性有着进化学上的起源。吉尔伯特（Gilbert, 2011）确信，羞耻是人类维持社会联系的进化驱力。羞耻的功能是提醒我们警惕与他人中断联结的威胁，它是一个重要的情绪信号，帮助我们调整自身的行为，保持融入群体的状态，进而确保自身的生存。在日常社交互动中，当他人的反应发生变化，并且这种变化暗含着情感联结的丧失时，我们内心往往会生出羞耻感。例如，一位来访者跟我谈到过一件事，事发时，羞耻感突然袭来，令她不得不去处理不适的状态。

玛丽（Marie）是一位母亲，当时她正愤怒地向其他家长抱怨着对班主任的不满。玛丽注意到一位家长不以为然地蹙起眉头，又看见另一位家长的目光看向了地板。玛丽发现其他父母并不支持她的立场，还觉察到他们的情感退缩，一种羞耻感涌上心头。这种猛然的痛楚提醒着她：自己可能会遭到排斥，需要调整说话的口吻。

在婴幼儿时期，从婴儿和照料者之间的面部镜像交流（facial mirroring exchanges）开始，这种识别情绪和解读社交线索的能力就逐渐发展起来。温尼科特描述了当婴儿注视着母亲的脸时，其最初的自我意识发展：婴儿仰望母亲，在母亲眼中看见了自己（Winnicott, 1971, p. 112）。心理动力学对羞耻的解读：早期镜像互动的反复失败为未来生活中长期的羞耻感埋下了基础。主要照料者可能看起来心事重重、漠不关心，抑或情绪低落，婴儿得不到回应，茫然无措，无法通过表达情绪来满足需要。

心理动力学十分强调母婴二元关系（mother-infant dyadic relationship）的重要意

义及其对大脑发育的影响，这一观点现在已经得到发展神经科学（developmental neuroscience）领域大量研究的支持。肖尔（Schore，2016）认为，照料者未能及时调节羞耻情绪的传递可能会对儿童正在发育的大脑造成破坏性的后果。例如，在社会化过程中，照料者可能会对蹒跚学步的孩子说"不"或"停下"，同时做出唤起孩子羞耻感的面部表情。一个积极回应的照料者会伸出手来重新与婴儿建立联结，通过面部镜像互动和身体接触让孩子回到积极的情感状态。肖尔表示，儿童发展羞耻感的自我调节能力（self-regulatory capacities）的关键在于对羞耻感的必要矫正过程。他认为：

> 与一个能够调节或无法调节自身羞耻感的重要他人共处的经验，都会内化为婴儿持续的心理互动表征。而当婴儿在未来遇到令其羞耻的情境时，这种表征方式会被自动激活以应对羞耻状态。

（Schore，2016，p. 248）

根据肖尔的观点，许多身心疾病和其他发展性精神病，其病理学根源在于早年对羞耻所进行的不适当或失败的调节的长期经验。

根据我的实践经验，容易感到羞耻的来访者在尝试建立一段互相满足、积极回应的关系时，常常会陷入挣扎与绝望。由于缺失来自养育者恰当的、共情性的回应，他们在亲密关系——这个人类的深层次需要上长期处于一种习得性无助的状态。

羞 耻 与 其 他 情 绪

当来访者寻求帮助时，他们往往不清楚是什么在困扰他们，不明白为什么他们会感到焦虑或抑郁。他们几乎从未把"羞耻"作为核心议题。正如米勒（Miller，1993）所说，直到我们的心理得到充分发展，并且理解这些情绪在我们经验背景中的意义，我们才能自然而然地将复杂的情绪状态输出为语言表达。这是心理治疗的任务之一。也就是说，我们感受到的情绪为我们理解过往经历提供了线索。在治疗过程中，通过治疗师适当的情感镜映，来访者逐渐习得识别和描述细微情绪差异的能力，从而更好地识别和表达他们真实的需要。因此，区分羞耻感与其他情绪的细微差异往往有助于治疗过程的推进。

沃姆泽（Wurmser，1981）将羞耻定义为一个"情绪的大类"（family of emotions）。在此基础上，情感理论学家内桑森描述了羞耻这种情绪体验的范围，从"略感不快的尴尬情绪到撕心裂肺的屈辱感"（Nathanson，1992，p. 19）。焦虑是羞耻通常的表现特征之一，表明了对暴露的潜在恐惧，伴随着高羞耻水平的来访者传达出的不言而喻的"退缩"信号。为了从直面羞耻的无助感受中保护自我，愤怒也经常作为一种防御机制出现（Morrison，2011）。

米勒（Miller，1993）指出了羞耻和尴尬的区别。尴尬和羞耻一样，不仅仅在有其他人在场时才会感受到，独自一人时也能感受到。不过，尴尬是在非自愿暴露的情境下所引起的一种感受，当被看见的痛苦伴随着消极的自我评价时，尴尬就会转变为羞耻。例如，"我滑了一跤，摔倒了，这太傻了"（尴尬），"他们都把我当成了白痴"（羞耻）。还有一些学者在概念上对羞耻和内疚进行了区分。从本质上说，两者的区别在于羞耻的消极评价是对自我核心信念的怀疑，内疚的消极评价则仅是针对特定行为。羞耻与自我的不足感有关，而内疚则是认识到自己的某些行为不恰当（Dearing & Tangney，2011）。这是"我对我的孩子太生气了，我需要承认我反应过度，说对不起并补偿他们"（内疚）和"我又来了，我是个坏母亲；我不配做父母"（羞耻）之间的区别。

对我的来访者尼娜（Nina）来说，对羞耻这一角色进行命名，并承认羞耻如何全面地影响她的生活，是她改善与孩子的关系的关键一步。尼娜在重度抑郁的母亲的陪伴下长大，因而习得了压抑自己的情感需求，并通过取悦他人来获得关注的生活方式。由于尼娜在童年时期缺失一个对情绪有恰当回应的照料者，因此当她成为母亲后，她也难以承载孩子的情绪起伏，而且经常发火和责罚孩子。于是她把重心转向拼命工作，业余的时间也都用来参加慈善活动，以留给他人好的印象。这导致她不断重复着对孩子们在情感上疏离的行为模式，这种模式也是她从自己的母亲那里体验到的。当我们在工作中发现她内心深处抗拒看到自己对孩子情感上的忽视时，羞耻这一角色在治疗中得以命名。一旦我们识别了羞耻，她就更能接纳内疚的角色，而内疚反过来又促进了她与孩子们真实的、修复性的接触。

▌ 个 体 的 羞 耻 感 ▌

在治疗中，羞耻以多种方式表现出来。一些表达相对容易被识别，直接表现在身体和语言上，而另一些则隐藏在精心构筑的防御背后。

一位年轻女子走进治疗室，第一次与我目光接触时，她飞快地看了我一眼，又立刻转移了视线，她的身体以一种不舒服的姿态蜷缩在椅子边沿，这是羞耻来临的身体迹象。另一位来访者在谈及自己在街上无意中听到孩子们嘲笑她的身材时，声音几乎听不见了，说话吞吞吐吐，并把手放在脸上。我注意到自己的肌肉变得紧张，并克制了自己想要转移目光的下意识反应。熟悉的掩面姿势和羞辱性的故事内容表明，羞耻极有可能成为我们接下来的工作议题。有一位来访者把他的学术成就和工作上的优越地位描述得天花乱坠，这冗长的成就列表与他在生活中真实人际关系的缺失形成了鲜明对比，并且这无法抵消他对于"我值得被爱"这一感受的渴望。即使是我，他的治疗师，也不被允许看到他卓越能力面具背后隐藏的无价值感、孤独感和绝望感，而这些都是根源于他童年的受虐与丧失的经历。还有一位来访者反复表明他不相信我的治疗方法或能力可以让他好转。他说："我来了好几个月了，有什么变化吗？"我觉察到了我的防御：我感到怒火中烧，同时开始在内心指责来访者，抱怨他在我每次尝试与他沟通、进行工作时都把我拒之门外，并不断让我意识到自己的能力不足。自我怀疑者的角色在我身上被唤起，并在我的内在角色体系中凸显出来。我七零八落地组织着语句，笨拙地试图向他保证他会有所好转。经过反思，我把这次互动理解为一种投射性认同，在这个过程中，来访者将他的羞耻感成功地投射到了我身上。

另一位来访者满怀着焦虑和压力来到了这里。他在社交媒体上经历了一场令人震惊的、恶毒的公开羞辱后，几乎社会性死亡。他告诉我，"职业生涯从此会一蹶不振"的念头在白天完全占据了大脑，而失眠和噩梦则徘徊于他的每个夜晚。我对他面临的不公正处境感到愤怒，所以在我的配合之下，他对使自己身败名裂的党羽和落井下石的社会环境进行了猛烈抨击。在肯定他的愤怒的同时，我意识到最重要的工作是治愈他内心的羞耻创伤，以及修复羞耻对他与自我关系的粉碎性影响。

一　角色理论、角色分析与羞耻感

莫雷诺曾经指出心理剧理论的核心——自我是由角色构成的。角色是个体在特定时刻对涉及其他人或物的特定情况做出反应时，所呈现的运行模式。

角色理论的概念是独特而清晰的，所有的角色都具有情境性，产生于对具体背景的知觉加工和意义赋予。也就是说，背景决定了一个角色在个人层面和社会层面上对自我评价的影响（Van Dijk，2008）。这一看法有助于我们理解那些包含复杂情感的角色反应，比如羞耻。首先，在理解羞耻对每个人的意义时，了解触发羞耻的情境中的具体细节至关重要。当羞耻被触发时，个体进入的角色往往是那些在相似情境下惯常使用的角色。常见的羞耻行为有疏离、安抚他人、变得挑剔、愤怒或占据优越位置来掩盖自我批评的想法。当现实背景与过往创伤产生共鸣时，受到排挤、拒绝或地位丧失的威胁压倒了来访者，他们会退回到某个熟悉的角色反应带给他们的"安全感"中，而不管后果如何。

得益于安东尼·威廉姆斯（Antony Williams，1989）与达尔米罗·布斯托斯（Dalmiro Bustos，2004）的工作，伦敦心理剧中心教授了角色分析的框架。这个框架从此时此地的问题角色的规划开始——威廉姆斯确定了角色的五个组成部分：背景、行为、信念系统、感受和结果。然后，治疗师可以追踪角色的来源或轨迹，来确定角色最初出现的时间和地点。

同样的角色分析结构可以应用于一对一心理剧治疗情境。一个问题角色的一组反应可能会在多次治疗中出现。这可能是一个更加微妙的过程，需要在此时此地和过去经验之间来回穿梭。当来访者透露他们的故事时，这个框架让治疗师和来访者能够开始厘清羞耻的复杂结构，将经验感受分解为更容易把握的角色组成元素。

羞 耻 的 角 色 分 析 方 法

角色分析方法立足于对羞耻角色出现的情境，即背景的详细探索。我提出针对性的问题，来引出促成角色反应的条件和情境。背景决定了这种角色反应是发展充分的、发展不足的，还是发展过度的。当探索来访者的羞耻问题情境时，羞耻的角色反应几乎总是过度发展的，压倒了与自我价值感、自信心、自我悲悯和共情有关的发展不足的，甚至枯竭的角色。在羞耻感弥漫之处，其背景总是包含着外在人际因素与内在心理因素两个方面。无论角色反应是对现实社会情境的反应，还是对来访者头脑中存在的假想评判者的反应，对来访者行为的分析都应包括内在和外在行为两个方面。

为了减少进一步暴露或者被排斥的威胁，羞耻之痛通常会引发回避行为。这可能会导致个体内在和外在行为之间的不一致——例如那些看似成功、有能力但却存在内在自我攻击的来访者。这些批判性的、贬低性的自我判断是羞耻行为的特征。我会花时间和来访者一起识别和命名不同的感受，将羞耻体验通过言语表达出来。这通常需要耐心和坚持，因为来访者往往会泛泛地说"我只是感觉很糟糕"，或用隐喻来捕捉这种感觉的强度和含义。我会寻找驱使来访者行动的潜在信念，并仔细倾听来访者的表述，寻找其中来访者认为自己是不胜任的、理应被拒绝的，或者认为别人对自己挑剔、轻视或不屑的部分。为了探究一个角色带来的结果，首先要了解它的功能，以及来访者维持这个角色的动机。羞耻角色的维持与一种信念有关：必须保护自我不受进一步地暴露或拒绝。这一信念或许需要得到来访者的确认，同时我们还要让来访者识别羞耻角色带来的其他不良后果，这些后果在当时看来可能与来访者无关。在很多情况下，这些不良后果包括与他人渐行渐远，以及羞耻感剧增。

■　临　床　案　例　■

一　用言语工作：简（Jane）与羞耻的冲突回避者角色

下面的案例是使用角色理论和角色分析技术进行的纯言语治疗（entirely a verbal exchange）工作。

简正在诉说她工作上遇到的困难，她想寻求帮助，却感到自己受到了领导的严厉批评（情境）。她试图向她的领导表达自己的看法，但说话时磕磕绊绊，领导没有理会。她放弃了表达的尝试，保持沉默，并礼貌地表达了感谢，表示领导的批评很有帮助。她责怪自己在说话时出了错（内在行为的角色反应），然后躲进了洗手间（外在行为）。她感到恐惧和汹涌而来的巨大羞耻感（感受）。她认为表达自己是危险的，其他人想通过揭露她的不足来伤害她，并故意不给予自己支持。此外，她感到自己陷入困境，并且对此无能为力（信念系统）。这导致她无法完成之前她寻求帮助的那项任务，甚至取消了晚上的社交计划，在房间里反复思考如何辞职（后果）。

很明显，对简来说，她的行为是在不顾一切地避免更多可能的羞耻体验，不管后果如何。在治疗过程中，我让她对自己的感受进行命名，这让她的悲伤情绪通过眼泪宣泄而出。在随后的几次治疗中，我们识别出了简目前生活中的其他几件事，在这些事件中，羞耻感压倒了她，每一次的情况都差不多——简表示自己的努力被其他人漠视——这导致她迫切地希望自己消失或者躲藏起来。

简描述了她小时候拒绝和家人一起开车外出的一系列事件。她的父亲会无视她的抗议（情境），把她从床下拖出来，而她只能踢来踢去，并发出绝望的尖叫。然后，她的父亲会强迫她和姐姐一起坐到车后座，而姐姐也参与了这场家庭霸凌。在治疗中叙述这个故事时，简蜷缩着坐在椅子上，并冲动地拿起一个垫子遮住脸。似乎她从我们之间的空间里清晰地体会到了深深的羞耻感，需要通过这样的动作把自己保护起来。面对父亲的轻视态度，简无法用语言直接描述自己小时候的感受，而是用隐喻的方式来表达一种反复体验到的无力感："我感觉自己独自站在温布利体育场的中央，周边的人群全都盯着我，好像我是个坏人。"在这一刻，一个信念牢牢地钉在了简的脑海当中：表达自己真实的感觉、想法和需要是无效的，充满了暴露和羞耻的危险。简使用隐喻准确地描述了羞耻体验是如何在公共场域和个人体验两个维度同时发生的。

我们讨论了简"此时此地"的角色是如何从她幼年时的一个隐藏角色演变而来的，而她现在可以将它看作是一种创造性和保护性的角色反应，是对她童年家庭中反复无常和咄咄逼人的气氛的应对。她过去常常一个人找地方躲起来，希望没人能找到她，这是简习得的保护自己的唯一方法——让自己隐身。

一 用行动工作：具象化，角色交换和元角色——乔恩（Jon）与"自我批评"

心理剧方法的核心是象征性的体验过程。当我们将自身内在角色体系具象化时，就像用一束光照亮了"内在"的世界，并把它"外化"出来，这样就便于我们从一个有利的角度来理解、掌控和调整内在世界。当我们与羞耻拉开距离时，就更容易探索羞耻的复杂动态，并且能够以具体的形式呈现羞耻感。然后，我们可以邀请来访者与我们在治疗空间中外化雕塑的各部分进行角色交换。这种干预常常有助于来访者触及他们尚未觉察到的感受，莫雷诺称之为"行动领悟"（action-insight）（Kellerman，1992）。

在治疗会谈期间，我会自发地选择具象化或角色交换的方式进行干预。一对一心理剧的结构可能与传统团体心理剧治疗的结构不同。在来访者的叙述过程中，我会尝试与来访者的真实感受保持同频，并趁机抓住治疗过程中的某个关键点采用行动干预，仔细聆听进步角色（progressive roles），并把握时机把它们象征化。

我经常引用亚当·布拉特纳的"元角色"（meta-role）概念。布拉特纳强调了这一角色的管理功能——分析和决定各种角色如何上演（Blatner, 2007, p. 53）。当各种复杂的内在角色出场时，元角色发挥着重要的作用，过度发展、根深蒂固的羞耻角色持续存在的情况下尤其如此。羞耻感往往伴随着自我批评，不断贬低自己，有时也隐藏在批评他人的行为背后。当羞耻感出现时，我们常常会看到来访者在批评自己和批评他人两种状态之间摇摆不定。

在下面的例子中，我们将使用具象化、角色交换和元角色三种技术来探索内化的重要角色关系。在每次会谈的开始，乔恩总是喋喋不休地抱怨他的同事。在一次会谈中，他谈到老板批评了他的工作表现，与此同时却表扬了年轻同事们。我们用五把椅子和物件来代表这个场景中不同的外在角色和内在角色，其中背景包含老板（椅子1）和同事们（椅子2）。接下来我们探索了乔恩的情绪体验，使用物件来具象化焦虑、愤怒和害怕被拒绝的感觉。我们识别出了角色中并行的两种内在行为模式，并排放置了两把椅子来代表角色的两个方面，这两个方面分别是"批评他人"的角色（椅子3）和"批评自我"的角色（椅子4）。在角色交换的过程中，我们更深入地探讨了内在角色两种模式之间的冲突关系。

当他交换到"批评他人"的角色时，我们看到乔恩反复念叨着他的老板是多么刻薄、多么差劲，还讲了他的几个同事所犯的"更糟糕"的错误（内在行为）。这有助于平息他内心"自我批评"角色所带来的羞耻感，因为"自我批评"角色不断地贬低自我："你是无能的，你迟早会丢掉这份工作……你不配待在这里。"（信念系统）乔恩对此的反应是，避免与老板直接接触，而是在发给他的电子邮件中透露出轻蔑和贬低（外在行为）。然后，我邀请他与他的元角色（椅子5）进行角色交换。在这个有利位置上，他立即意识到"批评他人"角色的存在是为了避免体验到"自我批评"角色所带来的强烈羞耻感。乔恩还清楚地表达了这个角色带来的负面影响：他被排除在团队会议和社交活动之外。他的焦虑加剧了，因此难以入睡。他发现，他不断的反复思考确实暂时减轻了羞耻感的强度，但他也会感到精疲力竭，在未来的日子里无法有效率地工作（结果）。

在随后的会谈中，我们探讨了这种角色模式形成的历史脉络。乔恩的父亲酗酒且有暴力倾向，经常用过激的言语批评他，而母亲总是站在父亲那边。在他们眼中，乔恩的弟弟从不犯错，于是他们不断地把他和弟弟拿来比较。这次探讨帮助乔恩认识到，他已经内摄了充满批评、沆瀣一气的父母角色，以及他们羞辱性的话语。在这样强烈移情的情境下，那些受称赞的同事代表了得到父母偏爱的弟弟。

我和他一起探讨，我们是否可以引入"同情"这个角色，他同意了，但十分抗拒进入这个角色。或许是因为，正如吉尔伯特（Gilbert，2011）所言，从未拥有过同情是一件令人悲伤的事，而接触到这份悲伤是令人痛苦的。在元角色的"如是"体验中，他开始能够承认自我关怀的需求，于是强化这一角色成为了未来工作的重点。

一 从行动到言语——创造叙事：玛丽（Mary）的故事

将经验转化成言语是一个可以建构距离、视角和意义的象征过程。在分析角色反应时，要谨慎地命名五个角色要素中每个要素的组成部分，但对于一些来访者来说，这可能是一场道阻且长的冒险，因为对他们来说，口头交流并不容易。一些创伤经历，如身体、性或情感虐待，或者童年时期情绪镜映体验的持续失败，会阻碍他们内在体验言语化能力的发展。随着孩子长大成人，他们对人际关系的需求可能会继续被忽视，或者被推开。解离是一种保护自我免受羞耻感侵蚀的角色解决方法，在这种状态下，个体剥离了无法容忍的、不可言说的感觉，这种感觉不为他人知晓，自己也难以觉察（Stadter，2011）。

在这个例子中，我的来访者玛丽剥离了她对自身感受的觉察，发展出一种囤积癖症状，用大量物品和家具包围住自己。我用了四种行动化的干预方法来帮助她找到能够描述其内心感受的词汇：艺术媒材的使用、"如是"体验、包容性替身和镜观。

玛丽是一名 37 岁的单身女性，在她向家庭医生抱怨自己一直被隔壁邻居欺负后，她的家庭医生建议她接受心理治疗。这位邻居觉得她囤积的东西有安全隐患，并威胁说，如果玛丽不清理她快要从后门溢出来的"垃圾"，他就叫警察和消防队来。

在早期的治疗过程中，玛丽与我几乎没有眼神交流，在长时间的沉默后，她面无表情地说出"不想活了"的想法。当被问到在治疗中想聚焦于什么议题时，她会说："我不知道，我只是觉得被困住了，我的生活毫无意义……我的医生说谈谈可能会有帮助。"她十分尖刻地说道，她的邻居一定认为她一文不值，并盘算着如何让警察盯上她，以便把她逐出公寓。我猜想，在玛丽的控诉之下，隐藏着对自己、对囤积的生活方式深切的羞耻感，而这位邻居则成了她的投射对象，投射了她具有惩罚性的自我憎恨。

她充满敌意地指责邻居想把她"赶出去"，这背后也表达了她对自己会被逐出家门的担忧。她的公寓里堆满的杂物快将她自己淹没了，几乎没有空间来存放她买的东西，而且她无法保持公寓的清洁。她意识到问题正在越变越糟，但她觉得自己无力去清理，既无法丢弃已有的物品，也无法减少购置新的物品。

对玛丽来说，她几乎感受不到自己的外在行为和内心世界之间的联系。我借由贝特曼和福纳吉（Bateman 和 Fonagy，2006）的心智化模型看到了这一点，早年生活中标志性的镜映失败，导致她缺乏用言语描述内在经验的能力。例如，她描述了自己如何在每周日去房屋清仓市场和汽车旧货市场，从堆满家具和小古董的货摊上买东西。她无法清楚地解释，是什么样的潜在情感和信念，促使自己继续购买那些并不怎么需要的物品。她会说，"我喜欢便宜货"或"它能让我出去走走"。同样，她也不知道是什么阻碍了她整理自己的公寓，就好像所有与之相关的感受都被切断了。

一　艺术媒材的使用

我想把玛丽的公寓引入治疗空间，这样她就可以更即时地向我展示囤积行为带来的问题和情绪困境。考虑到玛丽可能会被负性情绪淹没，受到二次创伤，因此提供一段象征性的距离是很重要的。我建议她使用艺术媒材把她的公寓缩小比例呈现出来，期望它能够提供给玛丽一个足够涵容的空间，让她更安全、更细致地探索那些问题角色。

首先，我用一块铺在地板上的大方布来表示她公寓的空间，与我们用各自的椅子所划定的治疗空间清晰地区分开来。接着，我在布上放了一大张纸，让她用彩色蜡笔、铅笔和钢笔在纸上画出记号和形状，代表她房间里的家具和物品。然后，我让她设定场景，在窗户、门和重要的家具以及物品上做标记，以便我们俩都能适应她公寓的空间方位。她仔细地确保房间的每一个角落都能展现出来，对细节的关注令人印象深刻。然后我建议她把手指放在场景的重要部分上，问一些问题来引出这些物品对她的意义。

通过这些画面，玛丽回到了彼时彼地的那些关于"囤积家具和物品"的故事中。我意识到我们正在看着的是玛丽的不同方面，一系列不同的角色通过她房间里的物品具体地展现了出来。由于她无法用语言明确表达出自己的内心体验，囤积物品是她自我意识的一种表达，每件物品都象征着一个不同的角色。

例如，当谈到一本 A 级数学旧课本时，她笑了，"我在数字方面很擅长，是班上的佼佼者"（能干、成功的自己）；厚重的毯子挡住了窗外的光线，她说"这些毯子是那个男人从他摇摇晃晃的汽车里拿出来卖的，他失去了患有癌症的妻子，我为他感到难过，所以买下了这些毯子……不过，它们可以遮挡窗外的光线，因此邻居就看不到里面的情况了（照顾者角色，也是不想被看到的角色）；CD 架按照 A 到 Z 完美地排列着（可以组织的角色，一个"逻辑组织者"的角色）。我不仅看到了她的混乱，也开始认识到她人格的丰富多彩。

一"如是"

我想知道，如果我陪同着她，一同进入她的"如是"空间——她那具象于大方布之上的公寓当中，这是否有助于我们俩触及她内在角色系统的动态变化（这个空间清晰地标记了内部边框）。在这个场景内，我们一起看着一大堆衣服，这些是她想要处理的区域。我问她如果拿起一件衬衫，并把它收起来她会怎么样。她默默地盯着那些衣服，身体因恐惧而瞬间呆若木鸡。她生气地低声咕哝着："我就是做不到，我只想消失。"我们现在站在一起，面对着她的羞耻反应。察觉到了她的创伤感受，我建议她稍微远离现场，来到镜观的位置。我和她站在一起。

根据哈金斯和德鲁克（Hudgins 和 Drucker，1998）提出的"包容性替身"这一概念，我作为她的替身进行陈述，带她回到治疗室的此时此地："我和安娜在治疗空间里，我们一起看着那些囤积物，我感到很羞耻。"

下面是我关于角色分析的思考。

面对整理和收拾一堆衣服的任务（情境），她僵住了，身体无法动弹，什么也做不了（行为）。伴随着强烈的恐惧和羞耻，她感到一种无助的绝望感（感受）。她坚信，她的囤积行为赋予了自己一种身份认同，没有它，她将"一无是处"（信念）。她处于一种身体和情感均瘫痪的状态，无法完全地行动起来，并陷入了与他人充满冲突和敌意的关系中（结果）。

一　角色源点

几个星期后，玛丽开始把她的生命故事用言语表达出来，这使我们共同见证的一切变得有意义。她由酗酒的单亲母亲抚养长大，父亲在她出生后就离开了，原因不明。10 岁时，她发现母亲醉酒，躺在厨房的地板上不省人事。她试图把母亲摇醒，但无济于事，于是她跑到邻居家求救，邻居叫来了救护车。她的母亲在被送到医院后不久就去世了，玛丽随后在地方政府的照料下长大。她失去了一切，尽管她受到了妥善的照顾，但没有人帮助她谈起早年的创伤经历。囤积角色的出现，成为她表达自我意识的唯一方式，填补了创伤经历和安全照料的缺失所留下的空洞。

▌　结　论　▌

"幸福是通过与他人的联结实现的"，这一理念是莫雷诺关系哲学的核心。当羞耻感占据主导地位时，联结的可能性就会受到严重的影响。对于在羞耻方面有突出议题的来访者来说，治疗同盟是必要的前提条件，是更深入地分析与羞耻相关的具体角色及其历史根源的基础。由于羞耻感产生于关系性的背景之中，共情的、调谐一致的治疗关系可以为来访者提供必要的涵容性环境，让他们能够开始处理羞耻感，并让他们有机会体验信任自己和信任他人。这可能需要一段时间，也需要治疗师和来访者双方建立极大的信任。

　　角色理论提供了一种框架，使我们得以窥见羞耻复杂的内在和外在动力。角色分析法的细节聚焦可以应用于一对一心理剧中，无论是使用行动化的干预，还是纯粹的谈话治疗。这种方法可以让压倒性的或隐藏的羞耻体验得以表达，让更深层次的意义浮现出来，并为更加丰富的关系联结提供可能性。

参考文献

Bateman, A. and Fonagy, P. (2006). *Mentalization Based Treatment: A. Practical Guide*. Oxford, UK: Oxford University Press.

Blatner, A. (2007). 'The role of the meta-role: An integrative element in psychology'. In C. Baim, J. Burmeister and M. Maciel (Eds). *Psychodrama: Advances in Theory and Practice*. Hove, UK: Routledge.

Bustos, M. D. (2004). 'Wings and Roots'. In: P. Holmes, M. Karp and M. Watson (Eds). *Psychodrama Since Moreno: hviovations in Theory and Practice*. London: Routledge.

Dearing, J. P. and Tangney, J. P. (2011). 'Introduction: Putting shame in context'. In R. L. Dealing and J. P. Tangney (Eds). *Shame in the Therapy Hour*. Washington, DC: American Psychological Association.

Fox, J. (1987). *The Essential Moreno: Writings on Psychodrama, Group Method, and Spontaneity*. New York: Springer.

Gilbert, P. (2011). 'Shame in psychotherapy and the role of compassion focused therapy'. In R. L. Dearing and J. P. Tangney (Eds). *Shame in the Therapy Hour*. Washington, DC: American Psychological Association.

Hudgins, K. and Drucker, K. (1998). 'The containing double as part of the thera peutic spiral model for treating trauma survivors'. *Intenuitional Journal of Action Methods*, 51, 2, 63 – 74.

Kellerman, P. F. (1992). *Focus on Psychodrama: The Therapeutic Aspects of Psycho drama*. London: Jessica Kingsley Publishers.

Lewis, H. B. (1971). *Shame and Guilt in Neurosis*. New York: International Universities Press.

Miller, S. (1993). *The Shame Experience*. Hillsdale, NJ: The Analytic Press.

Mollon, P. (2002). *Shame and Jealousy*. London: Karnac Books.

Morrison, A. P. (2011). 'The psychodynamics of shame'. In R. L. Dearing and J. P. Tangney (Eds). *Shame in the Therapy Hour*. Washington, DC: American Psychological Association.

Nathanson, D. L. (1992). *Shame and Pride: Affect, Sex and the Birth of the Self*. New York: W. W. Norton.

Sartre, J. P. (2003). *Being and Nothingness: An Essay on Phenomenological Ontology*. London: Routledge.

Schore, A. N. (2016). *Affect Regulation and the Origin of the Self*. New York: Routledge.

Stadter, M. (2011). The inner world of shaming and ashamed: An object relations perspective'. In R. L. Dearing and J. P. Tangney (Eds). *Shame in the Therapy Hour*. Washington, DC: American Psychological Association.

Van Dijk, T. A. (2008). *Discourse and Context: A Sociocognitive Approach*. Cambridge, UK: Cambridge University Press.

Williams, A. (1989). *The Passionate Technique: Strategic Psychodrama with Individuals, Families and Groups*. London: Routledge.

Winnicott, D. W. (1971). 'Mirror role of mother and child in family development'. In: D. W. Winnicott (Ed). *Playing and Reality*. Harmondsworth, UK: Penguin Books.

Wurmser, L. (1981). *The Mask of Shame*. Baltimore, MD: John Hopkins University Press.

第9章　处理哀伤与丧失

莉迪亚·麦

在这一章，我将通过一个来自中国香港地区的案例来分享一对一心理治疗中运用心理剧技术处理哀伤与丧失议题的经验。当一段重要关系因长期分离或死亡而断裂时，个体可能会陷入抑郁状态（Farmer, 1998, p. 243）。由于与所失去的人之间存在一些未竟事宜，这些抑郁的人通常会在矛盾的情绪和混乱的想法中挣扎，而心理剧可以为这些未解决的人际互动关系提供一个整合的机会。

哀 悼 与 抑 郁

在经历丧亲之后，一些人可能会患上重度抑郁症。当一个人无法修通哀伤和丧失，就可能会导致抑郁。在哀悼的过程中，情绪表达和哭泣通常是必要的且健康的。如果无法哀悼丧失，可能会导致延迟哀伤和复杂性哀伤，而这可能会进一步引起慢性抑郁情绪。

中国文化对情感表达的压抑

尽管中国香港地区是一个中西文化交融之地，但对于老一辈以及某些奉行保守文化的人来说，直到现在，死亡依然是一个禁忌话题。一些更传统的中国人甚至避免公开谈论这个话题。中国有一句俗语，"脏衣服要悄悄地洗"（Don't wash your dirty linen in public），意思是家丑不可外扬，即给家人留点"面子"。经历丧亲之痛的中国人往往会极力压抑自己的情绪表达，而这反而加重了丧失的痛苦。在哀悼过程中，对死者表达常见情绪，诸如愤怒，可能会引起负罪感，且被视为对死者的不敬、不孝，甚至是对家庭的不忠。

中国文化中的心理剧治疗

心理剧可以帮助情绪压抑的人表达情感，协助他们处理哀伤和丧失。心理剧让来访者有机会与逝者在剧中相遇并直接向他们表达情感。同时，心理剧还提供了一个特别的渠道，借助具象化和"光谱图"（微缩模型，miniatures）的技术帮助来访者相对含蓄地表达情感。

接下来我将介绍一对一心理剧实践中的一个案例。分享本案例已获得来访者的知情同意，且对有身份识别特征的信息进行了模糊化处理。来访者苏（Sue），是一名 35 岁的中国女性，因长期受抑郁困扰而接受治疗。她存在自杀意念，有自残行为，在焦虑、强烈的自我批评和明显的低自尊中挣扎。

苏遭遇过多次丧失，她的情绪困扰与其家庭中的哀伤议题息息相关。苏 13 岁时，她的父亲在一次事故中突然去世。仅仅四年后，她17岁时，她的二姐在美国的一场重大交通事故中当场死亡。这两起死亡事件都由致命事故造成，因此苏对于亲人的死亡没机会做任何准备，也没来得及做最后的告别。她甚至都不能去美国参加姐姐的葬礼，这让她无法顺利地走出丧亲之痛。然而，遵循保守文化的家庭并不鼓励情感表达，她只有强忍悲伤，装作无事发生。尽管这让苏能够在某一层面上继续生活，但她却未能对这些丧失经历进行哀悼，最终导致她开始产生慢性抑郁情绪，这引发了延迟哀伤和复杂性哀伤。

在治疗初期，随着苏开始讲述她的故事，一种更宏观的家庭视角发挥了重要作用。在那段艰难的日子里，她的母亲也沉浸在哀伤中，几乎不能给她任何情感支持。面对丈夫的突然离世，母亲自己也产生了轻生念头。因为担心引发母亲的痛苦，所以，苏当时不敢表现出任何悲伤或其他的消极情绪。她生活在恐惧之中，担心自己也可能随时失去母亲。在苏的家庭中，任何情绪表达都是不被鼓励的，因此苏压抑了所有的负面情绪，她不再试图理解自己的感受，而这样做的代价是她逐渐丧失了对自我的觉察。从青春期开始，她就产生了自杀的想法，并表现出自残行为。她也不曾在别人面前暴露过自己的脆弱。苏经历了多次丧亲且相应的哀伤无法表达，这让她陷入强烈的、带有自我攻击的内在批评当中。焦虑、抑郁和空虚——成人病理性哀伤反应的常见症状——也随之而来（Leick & Davidsen-Nielsen，1991，p. 17）。

角 色 分 析

苏面临的情况是，早期因客体丧失而导致的发展困难在后来的关系中不断被重新唤起，每一次丧失都会唤起前一次的丧失体验（Taylor，2008）。

最近，苏的外甥即将去美国留学，这唤起了她失去姐姐后压抑已久的哀伤和混乱情绪。这个18岁的外甥是她大姐的大儿子，恰好就出生在苏的二姐因事故丧生的几天后。外甥选择去美国这个让苏失去姐姐的地方留学，这让苏再次深陷于悲伤之中。随着外甥启程的日子越来越近，苏变得越来越焦虑，甚至开始出现自杀的念头。她担心外甥会重蹈二姐的覆辙，像她一样在那里丢掉性命。苏没有把这些担忧告诉家人。当苏和我诉说她的焦虑和想象时，我能感觉到她强烈的恐惧和焦虑，而这些都来源于她深埋在早年的丧亲创伤。

在外甥去美国的那天，苏送他去机场。在其他家人面前，她表现得很开心。直到外甥和其他人都离开，独留她一人在机场时，苏才伤心地痛哭起来。此刻她与外甥分别的愁绪，加之多年前失去姐姐的诸多感受再次被唤起，使得她的情绪变得愈发强烈。

虽然角色分析通常用于指导经典心理剧的团体治疗，但我也在一对一心理剧中使用它来评估来访者与他人及特定情境相关的主导角色。角色分析让我和来访者可以更全面地理解他们的模式。角色分析包含五个关键元素：角色产生的情境、在角色中体验到的感受、情境中的实际行为、行为所基于的信念系统，以及它们给来访者带来的结果。基于苏所描述的上述情况，我采用如下方式进行角色分析。

在苏的案例中，角色分析表明她目前处于一个与家庭成员分离的情境中。外甥和他的阿姨一样，也去美国留学，美国正是他的阿姨在一场重大交通事故中去世的地方。而就在他的阿姨去世几天之后，他出生了。因此，此次分别对苏来说带有移情性质。她感受到强烈的分离焦虑、恐惧、无助和悲伤。但她实际的做法却是把担忧藏在心里，把笑脸展现给其他人。只有当她的情绪无法抑制时，她才会独自痛哭。她还存在自杀的意念。她的信念系统似乎包含以下内容：她可能认为她的家人命中注定要经历突发意外而死亡；对他们来说，前往"死亡之都"会招致厄运；说出她的感受会加重别人的负担；结束这种痛苦的唯一途径就是自杀。此外，对她来说，相比于自己的死亡，目睹另一个家庭成员的死亡更加痛苦。结果是，苏继续把她的感受压抑在心里，让自己与潜在的支持相隔离，并产生了自我攻击的冲动。

为了让苏了解她过去的经历和信念系统是如何影响当下的，我决定帮助她探索"她的家人注定会死于突发事故"这一非理性信念的起源和促成因素。当我们在治疗中探讨这个问题时，我们跟随着苏的记忆，追溯到了她姐姐刚去世的时候。对苏来说，这是第二次有重要的家人意外离世的创伤经历。她清楚地记得当时有一种强烈的愿望，希望车里的是她自己，而不是姐姐，或者至少她们应该一起死去。这暗含着一种信念，即当她姐姐失去生命时，她亦失去了活下去的权利，甚至认为命运犯了一个错误，让一个不该离开的人离开了。

▦　空 椅 对 话　▦

接下来，我将介绍空椅对话技术在心理剧中的应用。我想让苏有机会和她去世的姐姐交谈，希望借此来处理她那些未曾表露的感受。对于苏来说，这无疑是一项挑战，但好在我们已建立起了强有力的治疗同盟，因此她愿意进行尝试。我将两把椅子面对面地摆放，苏坐在其中一把椅子上，而对面的椅子则代表她姐姐的角色。

　　治疗师：十八岁的外甥刚去美国留学了，你要不要把这件事告诉姐姐？和她说说你现在的感受吧。
　　苏：我们的外甥，大姐的儿子，已经十八岁了。他和你一样前去美国深造了。

我意识到她在苦苦思索着该说些什么，于是我作为替身提出了一些建议来提示她。

　　作为替身的治疗师：就在你发生事故的几天之后，这个外甥出生了。

面对着代表姐姐的空椅子，苏默默地坐着。

　　治疗师：（试图继续鼓励她进入状态）告诉姐姐你有多爱她，有多想念她。

苏沉默了许久，摇了摇头。

　　作为替身的治疗师：我感觉很难向你说出我内心的想法，也很难告诉你我有多想念你。

　　苏：（转向治疗师）我感到羞耻，我不想面对她（已故的姐姐），不想让姐姐知道我隐秘的想法。

　　我意识到让她表达情绪是很重要的，但也注意到，她的压抑甚至已经蔓延到我所搭建的"如是"情境当中。这也许暗含了一种信念——即便生死相隔，苏的姐姐也会被她的情感表达所伤害。于是，为了对她的防御进行探索和工作，我决定引入另外一个方法。

　　治疗师：我们来具象化那些让你无法面对深爱的姐姐的原因，以及那些你不想让她知道的隐秘想法。

　　我鼓励苏设置第三把椅子来代表她自己的隐秘想法。由苏根据她现在的状态和对内在人际动力的觉察，来决定将第三把椅子放在哪儿。最后苏决定将它放在自己椅子的旁边。

　　治疗师：角色交换，现在你是隐秘想法。隐秘想法，你想对苏说点什么呢？你在传达些什么呢？

　　作为隐秘想法的苏：我希望我能替我姐姐去死，或者至少在事故中和她一起丧生。但是，我不想让姐姐难过，所以不要把这些告诉她。

　　我意识到这是导致苏产生自杀念头的一个关键因素。

　　治疗师：苏，你能用自己的角色告诉姐姐这些想法吗？

　　作为治疗师，我想鼓励苏和她姐姐直接接触。

苏：（摇了摇头，继续坐在代表她隐秘想法的椅子上）我不想让姐姐知道我的想法，因为我不想让她感到担心和不安。

治疗师：那就以隐秘想法的角色告诉你的姐姐，这样做的话，所表达的内容就都会被保密了。

此时，我试图采用某种技巧来促进苏与她姐姐接触，但同时也尊重苏"不想让自己的感受伤害到姐姐"的需要。即便在心理剧工作中，这种需要也依旧存在。

作为隐秘想法的苏：我很爱你。我想为你而死。父亲去世时，是你带我去医院看他的。你比我更有用，更有价值。既然我不能为你而死，那就让我和你一起死。我没办法承受再次失去任何一个家人的痛苦。我失去了我深爱的父亲还有你，我的姐姐。我宁愿死也不愿再经历这种痛苦，这太痛苦了。

治疗师：谢谢你，隐秘想法。现在回到你自己的椅子上来吧。苏，你对你的隐秘想法有什么回应吗？（苏摇摇头）好，现在和你的姐姐互换角色。

苏：（扮演姐姐，治疗师扮演替身）当我听到你说想为我而死，或和我一起死的时候，我感到心碎和痛苦。你认为你可以替我去死，但这是非常不理智的。我怀揣着人生理想去了美国。我的死是意外造成的，无法人为控制。这是我的命运，请不要再想为我而死，或和我一起死。我爱你，我希望你拥有自己的生活和未来。我希望你生活美满，未来光明。我衷心地祝福你。我要你为自己而活，也为你对我的爱和尊敬而活。

治疗师：角色转换，回应你的姐姐。

苏默默地哭着。我陪着她，支持她，给她足够的时间和空间可以尽情流泪。这是一个宣泄的时刻，她开始释放自己长期压抑的哀伤与丧失情绪。

治疗师（意识到苏无法言语，参考苏在姐姐的角色中提供的信息，继续作为替身在一旁提示）："我的心很痛。我希望你拥有自己的生活……也为你对我的爱和尊敬而活。

　　苏：（哭着说）我听清楚你的话了。

　　这时，我意识到她很难接受扮演姐姐角色时给出的积极信息，因此我试着帮助她强化这些信息。

　　治疗师：你能告诉姐姐你有多爱她，多想念她吗？

　　苏：（对姐姐）我非常爱你，也很想念你。

　　治疗师：你能告诉姐姐你有多珍惜大概 20 年前你从她那里收到的生日贺卡和礼物吗？

　　苏：我还保留着你从美国寄给我的三张生日贺卡和小礼物。我把所有的卡片都保存得很好，有时我会把它们拿出来看看，以此来怀念你。

　　治疗师：换成姐姐的角色。

　　作为姐姐的苏：我给你寄这些卡片是想告诉你，我有多爱你、多关心你。

　　治疗师：角色交换回来。

　　作为她自己的苏：我知道你爱我。你是家里唯一一个我可以分享自己感受的人。当年你在美国的时候，我只有通过给你写信来分享自己的感受。

　　在对话结束时进行去角和回顾是很重要的。为了给来访者和场地去角，我让苏把椅子摆回到对话开始前的位置。我们坐回原来的椅子，开始回顾这次治疗。我邀请苏来谈一谈她在对话中的体验，并分享她对我们之间关系的看法。苏认为这次治疗使她有机会告诉姐姐，这些年来自己是多么想念她。她压抑多年的泪水流淌了出来。在治疗开始时，她担心哪怕姐姐已经过世，她的情绪仍会让姐姐难过，所以她不能让自己感受到情绪。最终，她借助"隐秘想法"这一角色来表达自己的感情。她承认，在这么多年的情感隔绝之后，为此流泪是不容易的。她发觉，过去她根本不敢触碰自己的真实感受。而现在，在治疗关系的支持下，她才开始有勇气这么做。

　　在这个案例中，我演示了在处理未完成的哀伤与丧失时，如何使用心理剧技术来启发一个身陷困境的来访者。通过附加现实与替身的力量，我为苏提供了一个与姐姐直接接触的空间，并让她开始表达从未表露的心声，这是她解开心结的重要一步。角色交换则帮助她超越了本身的角色限制，从她姐姐的视角获得启发。这个练习使她直接觉察到自己的信念，即表达自己的感受会伤害他人。因此我增设了"隐秘想法"这一角色，使她得以表达那些在哀伤中深深埋藏的矛盾感受。在和姐姐对话之后，她为自己的自杀念头感到羞愧，并开始逐渐放下"想与姐姐一起死去"的执念。

为了鼓励苏意识到她的感受和想法，表达出从未表达的东西，我使用了替身技术。替身技术不仅是一种重构或反思技术，它还让我有机会以来访者的身份进行更深层次的共情。来访者有权否认或修改替身的任何表述，苏需要用一种适合她的方式来重新表达替身的表述。在本次会谈中，她的语言表达受到限制，她说得很少，大部分时候都在沉默，因此她允许自己说出口的那些话就变得更有意义了。

这部分围绕姐姐展开的治疗工作针对的是苏第二次遭受的丧失经历，而她人生中经历的第一次创伤性丧失是父亲的意外身亡，这也是她自杀念头的根源所在。我使用光谱图结合时间线的技术帮助苏处理早期的丧失，并进一步理解她自杀念头的源头。

光 谱 图 的 使 用

光谱图或微缩模型的使用，能帮助来访者为人或物品赋予象征意义，从而使事物具象化，以此来澄清其内在的心理与人际动力（Jennings，1986，引自 Casson，2007）。因此我采用这个技术，让苏能更全面清晰地看到自己的丧亲之痛以及她的反应。在光谱图的使用中，也可以兼用角色扮演技术，这可以让来访者与其他角色在对话时保持更远的心理距离。实践证明，对于苏来说，这比直接进行上述的角色扮演更为可控。

一 时间线

我邀请苏具象化她自杀意念的发展和对她的意义，让她选择不同的微缩模型来代表生命中的关键要素。她选择的六个时刻是：1. 父亲的死亡：她选择了一个与父亲的死亡方式有关的石头楼梯；2. 22年前亲眼看见母亲在面对父亲的死亡时所采取的自杀反应：她选择了一只黑色的蝙蝠象征那挥之不去的记忆；3. 18年前姐姐的死亡：她选择了一只猫头鹰，因为这场事故就发生在晚上；4. 姐姐的葬礼：苏没能去参加，这让她感到空虚和孤独，因此她选择了一个空水桶作为象征；5. 苏当前生活中的压力因素：苏选择了龟壳；6. 我让她具象化她的自杀意念，以外化内心的反应，使之在情境中可以被看到。她选择了一个邮筒，以此来代表当自杀念头出现时，她想要与那些已故的亲人再次联结的感觉。苏按照时间线摆放了微缩模型（图9.1）。

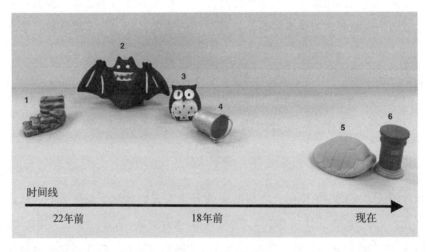

图9.1 苏的时间线

我邀请她通过我们面前的小物件和她的父亲、母亲与已故的姐姐对话。这对苏来说并不容易，但她还是努力告诉父亲：当她13岁时，面对他的突然离世，她感到非常困惑。她是他最喜欢的人，而他是她生命中最重要的人，他怎么能就这样离开她呢？她代替幼时丧亲的自己问着这些问题，眼泪流了下来。我邀请她与父亲互换角色，并以他的角色做出回应。在扮演父亲的角色时，她给失去亲人的自己（包括13岁时的自己和现在的自己）留下一条具有深层疗愈作用的信息——她有自己的人生，而且会带着父亲的祝福继续生活。她进一步探索，提醒自己可以从身边的人那里获得很好的支持。这时，她转过身来对我说，我是上天派来的天使，听到了在天堂的父亲和姐姐的真诚祈祷，从而前来帮助她。由此可见，苏在寻找一种方法，将治疗关系的意义整合到她自己的宗教信仰体系当中。

在接下来的一次会谈中，我们重新回顾了光谱图，这帮助苏巩固了她对第二次丧亲经历（姐姐离世）的处理成果。她用手指去触摸象征姐姐的猫头鹰，以姐姐的角色重复说着一些鼓励的话语，而这些话语是我们在早期治疗中努力的成果。

最后，我们开始与她的母亲对话。我请她在光谱图上增加一个可以代表母亲的物品。她选了一只拿着食物的兔子，并帮它摆好造型。苏告诉她的母亲，当她听到母亲说想要随父亲而去时，她是多么担心和痛苦。而这也向苏传达了一个信念，自我终结就是对失去亲人的恰当回应。苏也谈到了她对失去母亲的恐惧，当时她特别需要母亲来支撑自己面对失怙之痛，但却差点被父母同时抛弃。也就是从这时开始，她采取了麻痹自己感受的应对策略，告诉自己只有这样才能保护母亲不再尝试自杀。

我让她试着转换到母亲的角色上，并重述了苏所表达的要点。在母亲的角色里，苏意识到，面对丈夫的突然离世，当时母亲那些想死的念头更像是在表达自己无法承受的震惊和哀伤，而不是真的计划或意图自杀。母亲也没有意识到自己的话竟然影响到了女儿。多年来，她努力继续生活，并希望女儿同样能够重拾生活的信心。

这些发生在心理剧中的会心时刻，帮助苏在一个更广大的背景中来理解自己的生活经历。如果说她已经达到了最终的治疗目标，可能有点夸张，不过她认识到，通过尝试自杀来逃避困难已成为一种习惯化思维——在面对丧失体验时如此，在面对当前工作和家庭生活中的正常压力时也是如此。而这一认知开启了新的工作阶段，她开始处理日常压力，并从习惯性自杀反应的极端状态中抽离出来。

结 论

良好的治疗关系对治疗工作至关重要。根据冈特瑞普的观点，脆弱的自我迫切需要进入一段关系，而治疗关系可以填补养育匮乏所留下的空白（Guntrip，1969，p. 231）。心理治疗与情绪体验的修复是来访者迫切需要的，但对于一些来访者来说却非常可怕，因为他们认为体验情绪就意味着被情绪淹没，手足无措。心理治疗是一个非常微妙的过程，作为一名心理治疗师，我需要尽我所能为来访者提供一个安全、抱持的环境，并与来访者同频共振。

在这次治疗中，积极的治疗同盟至关重要。它为苏提供了一种发展所需的修复性体验，来支持她找到新的角色反应，以应对人生的发展和存在的危机。我们探索出让治疗过程与来访者的原有信仰体系保持一致的方法，这让苏能够触碰并与我分享她深藏的痛苦情绪。她认为我们之间的有些理想化的关系也具有疗愈作用。

尽管苏有时很难将心理剧的方法完全运用自如，但只要耐心地、一步步地进行引导，这些方法就能够帮助她探索长期以来的未竟事宜。通过这种做法，她对过去有了更透彻的看法，并能开始质疑自己对当下的反应，以一种更平衡的方式应对未来的挑战。

参考文献

Casson, J. (2007). Psychodrama in miniature. In C. Baim, J. Burmeister, & M. Maciel (Eds.), *Psychodrama: Advances in Theory and Practice*. Routledge.

Farmer, C. (1998). The psychodraniatic treatment of depression. In M. Karp, P. Holmes, & K. Bradshaw-Kouvon (Eds.), *The Handbook of Psychodrama*. Routledge.

Guntrip, H. (1969). *Schizoid Phenomena*, *Object Relations and the Self*. Marsfield Library.

Leick, N. & Davidsen-Nielsen, M. (1991). *Healing Pain*. Tavistock/Routledge.

Taylor D. (2008). Psychoanalytic and psychodynamic therapies for depression：The evidence base. *Advances in Psychiatric Treatnient*, 14 (6), 401－413.

第 10 章　用心理剧处理焦虑

维吉妮·布里

▌　引　言　▌

焦虑可能是一种严重的身心衰弱状况。正如巴罗写道:"直接死于焦虑症的人相对较少,但许多人会希望用死亡取代重度焦虑所导致的功能丧失和心理痛苦。"(Barlow, 2004, p. 18)在本章中,我会先从不同的理论角度出发,描述焦虑症的生理和情感状态。然后,我将以奥利弗(Oliver)为案例,展示在私人诊所的一对一心理剧中,如何帮助他解决这一问题。在本案例中,我以依恋理论为基础,让奥利弗在心理剧中探索他的焦虑,并在他的生活中发展出一个新的转化角色——发动者角色(the role of initiator)。

焦 虑 症 概 述

世界上，每六人中就会有一人一生中至少有一年的时间受到焦虑障碍的困扰，这一现象反映了受焦虑困扰的人远远超出确诊人群（Stossel，2013）。

在英国，每周有六分之一的成年人受困于常见的心理健康问题，如焦虑或抑郁；五分之一的成年人曾在某个时刻考虑过自杀。施托塞尔（Stossel）将持有不同观点的焦虑症理论和治疗方法归纳为四类：生物医学、认知行为学、精神分析学和经验学派，它们之间常有重叠之处。

从生物医学的角度来看，当个体感到焦虑时，杏仁核会判定其正面临危险，为了让个体能应对危险保护自己，它们会让身体做好战斗或逃跑的准备。此时，杏仁核会提升血糖水平，以确保肌肉有足够的能量去行动，这带动了心率加快、血液循环加速，若心脏输送的额外血液没有被肌肉使用，就会有脸红表现。在心率加快的同时，肺部呼吸必须加速，以确保体内血液循环氧气充足。在我和奥利弗的第一次接触中，这种脸红的现象就非常明显，也让我意识到了，我们可以围绕他的焦虑来展开工作。

从药理学的角度来看，焦虑症被视为一种医学疾病，其生物机制失调，可以通过药物来治疗。选择性 5 -羟色胺再摄取抑制剂（SSRIs）可用于治疗焦虑症，它们可以阻断突触中血清素的再摄取，因此杏仁核中血清素的浓度增加，从而诱导促进血清素能的神经传递，减少条件性恐惧（Inoue et al.，2004）。

另一种理论和治疗方法是认知行为疗法（CBT），它认为焦虑是一种条件性的恐惧反应，个体对实际上没有威胁的事物感到恐惧，或者对客观上有威胁的事物产生过于强烈的恐惧。所以 CBT 治疗采取各种暴露疗法结合认知重构的方式，来纠正我们的思维。CBT 认为焦虑是一种由歪曲思维（faulty thinking）引起的哲学问题。根据施托塞尔的说法，前沿的 CBT 借鉴了生物医学模式，利用药理学来强化暴露治疗。

奥利弗在找我之前曾接受过 CBT 治疗。他说，这让他学到了一些有效的应对方式，但在生存状态上，他觉得并没有让他的生活产生有意义的转变。

精神分析疗法认为，压抑禁忌思想或心理冲突会导致焦虑。因此治疗是觉知这些被压抑的冲突，并通过动力学中的"领悟"来实现治疗。更具体地说，客体关系理论认为焦虑是一种主观体验，源于我们内在无意识的恐惧或冲突，而这些恐惧或冲突来自过去。从这个角度看，焦虑是一种混乱和无助的状态，包含了被压抑的其他感受，如被抛弃感、狂怒、生气、悲伤以及丧失之痛。客体关系学派认为焦虑掩盖了压抑或解离的情感。焦虑是当下的一种症状表现，因未处理的过往事件被激发而呈现出来。这种对焦虑本质的看法与我跟奥利弗在工作进程中的体验相当吻合。当我们探讨他当前的生活压力和当下的焦虑状态时，所有的线索都指向了他与母亲的早期关系。

包括心理剧在内的体验式疗法，持存在主义视角，认为焦虑是一种对感知到的威胁所做出的反应。惊恐发作和强迫性担忧是个体在特定情境下产生的应对机制，如个体感到自尊受挫或心理完整性遭到破坏。心理剧聚焦于焦虑产生的背景和意义，而不仅仅是焦虑的机制。我们认为，在面对有关存在和关系的挑战时所产生的焦虑是一种身心的应对方式，然而，这种应对方式往往来自过去的经验。我们还可以通过正念练习或指导性放松技术来协助减轻焦虑症状。

莫雷诺认为，我们都是与宇宙相联系的生命，希望找到人生意义，以修复灵魂和精神，并发展真正的创造力和自发性。但是具有创造力和自发性的自由是令人恐惧的。从存在主义的角度来看，当个体面对自由的可能性，感受到自由的眩晕时，就会出现焦虑现象。它是一种存在论的不安全感，对于毁灭的恐惧，伴随着被湮没和无力应对的感受，这导致了自我瓦解，催生了空虚感、无意义感、虚无感、羞耻感或屈辱感。奥利弗来见我时，他对自己无力解决焦虑而错失拥有创造性生活的机会充满了遗憾。

奥 利 弗 与 其 心 理 剧 发 动 角 色 的 发 展

奥利弗是一个 35 岁的单身英国人，他在家里排行老二，其兄弟也都是单身，他很少和兄弟们联系。他从 11 岁开始上寄宿学校，总是很想家，经常哭泣。奥利弗认为母亲以自我为中心、缺乏同理心、自私自利、对他很刻薄，但也很有活力、很有趣；认为父亲聪明、冷淡、寡言少语。他感觉父母在他小时候都没有给予他很好的照料。

奥利弗领导着一个 15 人的团队，他认为这份工作让他很费心力，压力很大。

奥利弗向我求助，希望解决他的社交焦虑和惊恐发作。他说自己曾参加过 CBT 治疗，从中学习了一些实用的技术，但他觉得效果不理想。他现在准备通过治疗，更深入地探索他的焦虑来源，并想要寻找意义感。

我听到他一直在与焦虑症抗争，并迫切需要得到认可，也见证了他处于关系中的困难。他觉得自己没有完全地活着，希望重新找回自己的生活方向。他谈到因社交焦虑带来的孤独感，这让他无法拥有亲密关系和有意义的友谊。

我作为正在受训的心理剧治疗师，首次接待来访者时，会关注角色的三个维度：身心角色、社会角色和心理剧角色。

从身心角色维度来看，我注意到奥利弗扶着腰走向椅子，脆弱不堪，就好像他没有脊柱一样。这种身心角色可以定义为一个在世界上唯唯诺诺、无依无靠的试探者（tentative）。

他走进治疗室，脸上挂着灿烂的笑容，但不协调，似乎很勉强。同时，他的嘴唇轻微而快速地颤动着，这一点他似乎没有意识到，却唤起了我的焦虑。从社会角色维度来看，他表现得很害羞，想和我建立关系，而这种交往方式带有假性自体（false self）的特征，超出了第一次会面时正常的紧张程度。

我意识到了我的母性反移情，就好像一个妈妈遇到了一个佝偻着腰的小男孩，看着他举步维艰地进入场地。使我好奇的是，他的心理剧角色是一个勇敢的小战士，还是一个戴着勇敢面具的被抛弃的孩子。

除了我的母性反移情之外，我还意识到了一个正向心电感应（tele）。正如莫雷诺所说，"心电感应是人与人之间的化学反应……是从一个人传递给另一个人的最小情感单位"（Moreno，1953，p. 314）。我喜欢他，觉得他很有同理心，并感觉到他很温暖。

按照伦敦心理剧中心的角色分析模式，我试图在每个治疗阶段进行角色分析，并确定在生活中奥利弗需要拥有和发展哪些未被充分开发的角色。通过引导奥利弗去探索感受和焦虑背后的信念系统，从而揭示他从过去习得的内在工作模式。

这种探索从具象化奥利弗的焦虑开始，让焦虑在治疗室中活现，并通过角色交换进行会心体验。奥利弗站起来，从乐器中选择了一个乌鸦鸣笛（crow sounder）——可以持续、反复地发出噪声，来代表他的焦虑。我让奥利弗成为乌鸦鸣笛，扮演焦虑，并以焦虑角色与他自己说话。

焦虑对奥利弗说：

"我一直在那里，让你不能享受生活，无法变得快乐，让你不停地思考，带给你可怕的想法。我阻止了你与他人联系、寻找乐趣，并让你丧失自发性。我一直在你身边。"

心理剧的初步探索让奥利弗感受到了一丝解脱，因为它帮助奥利弗与自己的焦虑产生联结，而不是成为它。他通过角色对话，表达了自己的疲惫感和想要改变的愿望。"你让我感到痛苦和孤独，我已经厌倦你了。你到底是从哪里来的？"在一定程度上，这意味着奥利弗开始寻找未被充分开发的发动者角色。同时，也带出了一种绝望感和无能感。

治疗期间，奥利弗谈到了近期及以前的几次过度焦虑的情况，其中包括惊恐发作。这些情况包括：在大街上路过陌生人时，他会认为对方在看着他，并评判他；

和老同学聚餐时，他无法加入他们的谈话；在工作中，他虽然完成了汇报，但付出了过多的努力，并紧张得汗如雨下。我邀请他把这些情景一一带入治疗室。这样他可以向我展示当时经历了什么，并在此时此地与我一起回顾。就场景而言，我们可以看到他在公共场所、社交场合和工作场所中都会焦虑。事实上，在大多数情况下，奥利弗在他人面前都会感到焦虑，不管这些人是认识的还是不认识的。在身体角色上，他表现为出汗、喉咙发紧和呼吸困难。在社会角色方面，他过于关注他人，对他人之间的关系感到困惑，想知道他人是如何看待自己的，同时他孤立无援、沉默寡言，避免主动与人交流。在心理角色上，他有一股想成为隐形人、离群索居的冲动。他感到焦虑、恐慌、孤独、悲伤和空虚。驱动这些角色反应的信念是：我是孤独的，无法与人沟通；我是愚蠢的、无趣的；我永远无法在情感层面上与他人沟通；如果我不继续观察别人，我就会消失，因此唯一能立足于当下的方法就是不断地去关注他人；我的心灵空虚，人们可以轻易看穿我。这样的后果就是他几乎完全丧失自发性和创造性，并长期处于焦虑和极度孤立的生存状态中。

在治疗的第一阶段，我们确定了一些过度发展的角色，包括焦虑者、自我批评者、强迫性观察的思考者等。这帮助我们为治疗工作制定了一个更具体的目标，即着力于发展他未自发启动的角色。奥利弗可以看到，如果他有能力自发启动行为，他就能改变自己孤独的生活状态，并能认识其他人，包括潜在的伴侣。

因此，第二阶段的工作旨在追溯识别以上信念，探索它们是如何形成的。这些工作大多与他母亲在场的场景有关。

随着治疗工作的开展，奥利弗在治疗中的焦虑情绪越来越少。他愈发表现出已准备好去探索与母亲的关系中的内在动力和外在动力，并重现了过去母亲在场时的情景。

通过重温童年的许多场景，奥利弗与我一同意识到，作为一个男孩，他的情感需求是如何被情感反应淡漠且混乱不堪的母亲所忽略的。他知道表达自己的需求和情绪可能会伤害到母亲。当他变得情绪化时，母亲的焦虑水平明显升高，甚至会大喊大叫。对他来说，想要生存下来，他就需要不断为母亲考虑，以维系与她的依恋关系，这也是他获得情绪控制感的方式。这也意味着他成为母亲的保护者，需要持续地关注母亲，了解她的内心世界。由于他不断地关注母亲的需要，他成了照顾者，而牺牲了自己的童年。这些场景展现了他最初的依恋模式是如何形成的。正如贝姆（Baim，2014）所写的，早期依恋模式的形成是为了保护自我免受危险，而这些危险是个体在与依恋对象的关系中真实感知到的。通过心理剧的探索，奥利弗看到了在与阴晴不定、缺乏同理心的母亲的互动中，他过度发展的观察者角色是如何帮助他生存下来的。在心理剧中，有一个场景发生在他少年时代。当时，他代表母亲与哥哥进行对话，而忽略了自己的需要。在少年时代的角色上，他分享道："我需要不断地关注她、理解她，这样才能相信她确实关心我，来为她对我的刻薄找到借口。"

一 插曲：奥利弗的孤独感与无法同他人沟通

奥利弗认为自己在这个世界上很孤独，无法与他人产生联结，我们通过其中一个场景来探讨这个观点背后的根源。在心理剧舞台上，他回忆起发生在八岁时的一件事情。当时，父亲不在家，他的教母来访，奥利弗感到很不自在，他不喜欢教母不断地刨根问底。他找了个借口，和母亲说自己感到不舒服，然后去了卧室躺到床上。当他通过角色交换的方式，来演绎这次与母亲的对话时，我们可以看出他是想通过肢体化的语言，向母亲传达他的不安。他希望母亲能理解他潜在的想法，即"请看见我、理解我、同情我、安慰我、帮助我"。实际情况是，母亲让他独自上楼，自己却继续和教母交谈了一会儿。他躺在床上，听到她们一直在聊天。过了一段时间，母亲上来看了看他，这显然只是为了缓解她自己的焦虑。奥利弗渴望听到母亲温柔的话语，以感受到母亲的关心和在意。然而，他们交流的时间很短，没有任何的心理默契和身体接触。当她离开卧室回到朋友身边时，奥利弗感到孤独，他认为没能和母亲有效沟通是自己的责任，如果母亲看不见自己的需要，这就显然说明自己是隐形的，无法与对方产生联结。他被留在卧室里，感到消沉、孤独和无力。

当奥利弗走出这个场景，通过镜观，他开始与小时候的自己建立联结。他回忆起多年来，脑海中一直浮现出的画面：两个鸡蛋紧紧相连，一个是完整的，另一个则布满了小裂缝。结合眼前的场景，我们讨论了这个画面对他的意义。具体来说，此时的舞台呈现了他童年的卧室，布巾代表床和卧室的门。不过，在他脑海里呈现的画面中，奥利弗看到了小时候的自己，并用反复出现的鸡蛋隐喻来解释他所看到的一切。

完整的鸡蛋象征着奥利弗迫切地想要被关注和接纳。有裂痕的鸡蛋意味着他的自我意象有根本性的缺陷："当我看着这个小男孩的时候，我意识到，我一直认为自己是怪异的、有问题的，是不应该出生的。"奥利弗的自我意象让我联想到了巴林特的基本过错概念（the basic fault），描述的是"母婴单元"（双重单元）（the mother-infant unit，a dual unit）中出现了一些问题或缺失（Balint，1949，p. 99）。在经历了与母亲的不一致后，奥利弗开始强烈地意识到，他与周围人之间关系的不协调在于他出了问题。

当我们回顾这一阶段的工作时，奥利弗能够将他目前生活中的习惯性焦虑与童年经历联系在一起，当时他必须不停地琢磨母亲的想法和她对待自己的行为。奥利弗通过扮演小时候的自己，分享内心独白来展示这一点。

> 她为什么对我那么凶？她是不是要大喊大叫了？为什么她那么关心我哥哥，对我却不理不睬？我做错了什么？他不停地琢磨、保持警觉、不断想着与母亲有关的事，因为这是唯一能和她保持联结的方法。

从很小的时候开始，为了应对阴晴不定的母亲，焦虑就是奥利弗当时能够发展出来的最佳策略。焦虑可以帮助他填补内心的空白，并维持和主要养育者的某种依恋关系，即使他的母亲缺乏协调、混乱无序、漠不关心，并且对他完全不好奇。

— 修复时刻：发动者角色的诞生

如上所述，在整个工作过程中，我邀请奥利弗从镜观的位置上，看他在心理剧舞台上创造的东西。我给了奥利弗一些时间，让他待在那里倾听内心，即倾听那些呈现在我们面前的、特定场景中的角色所表达出的信息。然后我问奥利弗，他如何看待这些内在动力，以及需要做些什么调整。我注意到奥利弗在镜观的位置上回答问题时，发生了一个有趣的变化。起初，他的回答偏描述和分析，这来自过度发展的观察者角色。随着时间的推移，在舞台上的奥利弗开始自发地、主动地对自己和母亲表达看法。这一转变标志着发动者角色的诞生。案例如下。

奥利弗面对小时候的自己：

> 对于无法理解她的刻薄，你感到非常伤心、焦虑，你告诉自己这是你的错，但实际上不是。尽管你被这样对待，但这不是你的错。我可以看到你的闪光点、活力和创造力，现在我想让我的生活有更多的火花，因此不要让自己的情感枯竭。你没有错，只是她的问题太多且不是你能解决的。她无法包容你所经历的一切，因为她连自己都不能理解。

奥利弗面对他母亲：

> 你对他的大喊大叫和尖酸刻薄，让他很困惑、伤心和焦虑，你让他觉得那是他的错。在生活中，我一直在观察你，试图理解你。我不想一直保持警觉去猜测你的情绪了。我知道你很郁闷、很焦虑，但那不是我的责任。

奥利弗在治疗室内的成长，让他能够对我们探索的场景做出发自内心的表达，这对他来说是非常有力量的。奥利弗在发动能力和质疑能力上取得的新突破，帮助他逐渐形成了开始改变的自我信念。同时，奥利弗越来越多地报告他在治疗室以外的生活情况，他开始实践新的角色，积极地做出改变，不再受到焦虑的过多影响。随着他的发动者角色的成长，焦虑感也逐渐消退。

▌ 结 束 阶 段 ▌

在我们的工作接近尾声时，他换了新发型，带着真诚的灿烂笑容走进了咨询室，看起来稳定且开放。奥利弗说："我决定去休假，准备好与某人发生联结，重新感受'生活乐趣'（joie de vivre）。"

当我听到奥利弗用法语与我沟通的时候，我感到他希望与我这个法国人建立一种自发的共谋关系，同时这也是在表达一种感激之情，并为我们的工作结束做准备。我让他创作一个作品来具体化"生活乐趣"。奥利弗用以下的物品创作了一个雕塑作品：一张黑白照片里面，一个婴儿坐在装满水的桶里，大声地笑着，自然而又活泼；一艘小帆船，象征着他对机会的反应和捕捉能力；然后他告诉我，他很喜欢在大自然中冥想和长时间的散步；他拿起一片红叶，这代表他滋养自我的能力。

为了完成他的作品，奥利弗想用一个物体来象征他渴望与他人发生联结。他犹豫不决，感到焦虑，但后来选择了一张黑白照片，代表一群人一起前进（图 10.1）。

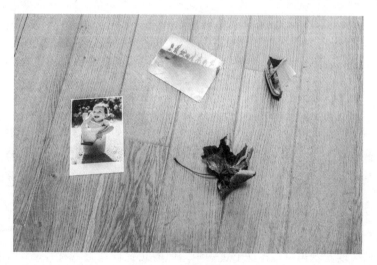

图 10.1　奥利弗的作品

我们讨论了这个作品及其对奥利弗的意义。

沐浴时欢笑的婴儿代表他在治疗中体验到的安全感，以及他与内在小孩的重新联结。这幅图画传递出了爱、关怀和自洽。积极的治疗联盟提供了与过去不同的关系状态，这让他重新审视早期依恋问题及其与焦虑的联系，尽管这一过程是痛苦的。

看着自己的作品，奥利弗脸上露出了真诚的笑容，说道："在我们的治疗中，我学到了很多，我信任你。通过站在母亲的角度，我理解了她，但我无法改变她。我可能会帮助她，但我需要照顾好我自己。我觉得我已经准备好去认识其他人了。"

在最后一次治疗中，我们讨论了即将面临的分离和结束。我让奥利弗选择一个物体来代表他的复原力，在他感到不知所措且不再有治疗室作为外部资源时，这对他将有所助益。奥利弗选择了一尊印度教神格涅沙的雕像，并说："我不想深陷抑郁之中，我在那里待得太久了。这雕像代表着我的创造力和精神力。"格涅沙是成功之神，能打败邪恶、攻破障碍。他的象头代表着智慧，树干象征着唵（一种宇宙现实的声音）。从乌鸦鸣笛的刺耳叫声开始，我们已经走了很远。几周后，奥利弗说决定去印度休假。我认为这有力地证明了他的发动者角色在成长。奥利弗积极地把这个新角色带入了现实生活之中，也带入了他对生活乐趣的信念中。

总　结

在这一章中，我从不同的角度描述了焦虑的生理和情绪状态，并介绍了与一对一咨询的来访者奥利弗的工作过程。在与我的会谈中，他能够在心理剧的舞台上探索焦虑。通过使用角色分析，我们深入理解了奥利弗过去的经验，并将这些记忆经验与他焦虑角色的发展联系起来。这个角色已经变得根深蒂固，严重限制了他当前的生活体验。通过在心理剧舞台上发展他的自发性，奥利弗发展出了一个平衡焦虑的新角色——发动者角色。在这个过程中，他的儿童自我与不屑一顾、心事重重的母亲相遇，这是一个发生在心理剧舞台上的关键时刻。对奥利弗来说，整个治疗是一个转变的过程。但回想起来，我意识到我可能和他，也和他的家人达成了共识，没把父亲带到舞台上，去探索父亲对奥利弗焦虑症发展的影响。尽管如此，治疗还是"足够好"的，使得他能够对目前的生活做出改变。

参考文献

Baim, C. (2014). Integrating psychodrama with attachment theory：Implications. In P. Holmes, M. Farrall and K. Kirk (eds.). *Empowering Therapeutic Practice*. London：Jessica Kingsley.

Balint, M. (1949). Early developmental states of the ego：Primary object love. *International journal of Psychoanalysis*, 30：265 – 273.

Barlow, D. H. (2004). *Anxiety and Its Disorders*. London：Guildford Press.

Inoue, T. Li, X. B. Abekawa, T., Kitaichi, Y., Izumi, T., Nakagawa, S., Koyama, T. (2004). Selective serotonin reuptake inhibitor reduces conditioned fear through its effect in the amygdala. *European Journal of Pharmacology*, 497 (3)：311 – 316.

Moreno, J. L. (1953). *Who Shall Survive?* Beacon, NY：Beacon House.

Stossel, S. (2013). *My Age of Anxiety*. New York：Alfred A. Knopf.

第 11 章　对进食障碍的一对一心理剧治疗

伊娃·孔佩里

■　引　言　■

在本章中，我将概述我是如何在一对一心理治疗中运用心理剧来治愈进食障碍患者的潜在创伤，帮助他们做出切实的改变，并找到一种新的生存方式，最终彻底摆脱进食障碍。作为一名临床医生，我的治疗目标不仅在于处理症状本身，还在于对整个人进行治疗，以促进患者的转变及其创伤后的成长。鉴于神经科学有助于我们理解进食障碍和创伤，我发展出以心理剧方法、角色理论，以及来自创造性疗法和身体疗法中的某些元素为基础的整合疗法。处理进食障碍问题，需要一个专业团队来共同监管患者的身心健康，这个团队应当包括一名心理治疗师、一名营养治疗师和一名专科医生，在特定情况下，还需要一名精神科医生。

首先，本章将呈现一些表明创伤和进食障碍之间的相关性的研究。然后，从神经科学和心理剧理论的角度来揭示其中的理论基础。再通过一个案例研究，展示如何在一对一咨询中使用心理剧和角色分析对一名患有糖尿病相关进食障碍（diabulimia）的女性患者进行治疗。本章聚焦于治疗中的关键时刻和转折点。

理 解 进 食 障 碍

患有进食障碍是一种让人畏惧、不愿言说的经历，患者会体验到持久而弥漫的恐惧感和羞耻感。有研究表明进食障碍和创伤之间存在相关性（Brewerton，2007；Briere 和 Scott，2007）。患者异常的进食行为只是创伤的表面症状，而这些创伤会导致他们产生低自我价值感和糟糕的身体意象；创伤也会让患者用自我伤害的方式来应对痛苦，让其在恐惧的笼罩下做决定；创伤促使他们追求完美，使其在生活中渴求一种虚假的控制感，并破坏任何形式的亲密关系。对患者来说，在一段关系中完全真实地展现自己，不戴任何面具或不做任何伪装，可能是一件非常危险的事情。因此，他们与食物和身体的紊乱关系将逐渐取代所有其他关系。

一些研究（O'Shaughnessy 和 Dallos，2009；Zachrisson 和 Skårderud，2010；Tasca 和 Balfour，2014）表明，进食障碍和依恋问题（attachment issues）之间存在关联。我们对自己、他人和世界的大部分信念都源于最重要的早期关系。进食障碍作为一种应对机制，主要是为了确保不再想起或重复那些过往亲密关系中的伤害。在《她为什么觉得胖》（*Why She Feels Fat*）一书中，约翰娜·麦克沙恩（Johanna McShane）和托尼·保尔森（Tony Paulson）对那些有进食障碍患者的家庭及其照顾者们写道：

进食障碍是一种强大的应对机制，它帮助一个人处理生活中感觉难以承受的部分。"你的亲人"……将她的进食障碍视为支持的一种来源，尽管实际上进食障碍的症状对她有害，但是她并不觉得受到威胁。恰恰相反，没有进食障碍反而会让她感觉受到威胁。

（McShane 和 Paulson，2008，引自 Shapiro，2009，p. 110）

我们的文化和媒体充斥着对"瘦"的理想化宣传，这极大地导致了进食障碍患者数量的增加。据估计，85%的美国女性长期节食，75%的美国女性对自己的体型和身材感到羞耻（Bloom et al.，1994）。在英国，各大流行杂志都非常关注有关"女性身材满意情况"的调查。2011 年《魅力》（*Glamour*）杂志开展的一项调查显示，97%的女性承认每天至少经历一次"我讨厌自己的身体"的时刻，且每天平均产生 13 个与身体有关的负面想法。在这种文化的影响下，青春期往往是女孩们开始出现进食障碍的时期。一个崇尚苗条、限制饮食、不允许脆弱的社会文化环境，以及以往习得的经验和创伤，共同为进食障碍的发生创造了完美的基础。青春期的女孩们长大成人必然会经历身材发育、体重上涨的现象，但这却让她们感到羞耻和尴尬。

然而，进食障碍和形体意象问题（body image issues）绝非女性特有，男性进食障碍和躯体变形障碍（body dysmorphic disorders，BDD）的发生率也在不断增加。男性同样面临着越来越大的压力，他们被要求更精瘦、更强壮、更有型，满足理想化男性的身材标准。西英格兰大学外貌研究中心（The Centre for Appearance Research at the University of the West of England）在访谈了 384 名英国男性后发现，为了拥有理想的身材和体型，35%的男性愿意以一年的生命为代价。一项引用率很高的研究估计，在男性的一生中，神经性厌食症（anorexia nervosa，AN）的发病率为 0.3%，神经性贪食症（bulimia nervosa，BN）的发病率为 0.5%，暴食症（binge eating disorder，BED）的发病率为 2%。相应地，在神经性厌食症和神经性贪食症患者中，男性占 25%，暴食症患者中，男性占 36%。

▌ 神 经 科 学 和 创 伤：大 脑 忘 记 了，但 身 体 从 未 忘 记 ▌

　　创伤研究专家范德考克表示，让创伤幸存者全身心投入的体验式疗法，应当是创伤治疗的首选，他非常认可戏剧和即兴表演的治疗效果（Van der Kolk，2014）。创伤患者发现自己难以用语言来描绘他们的内心体验，这是因为左脑语言中心之一——布洛卡区（Broca's area），由于遭受创伤而失能。当布洛卡区无法正常运作时，我们就难以将自己的想法和感受用语言表达出来。边缘系统是我们的情绪控制中心，它控制着下丘脑。当压力来临时，边缘系统发出警报，刺激下丘脑释放促肾上腺皮质素释放激素（cortico-releasing hormone，CRH）。CRH刺激脑垂体释放促肾上腺皮质激素（adrenocortico-tropic hormone，ACTH）。交感神经系统通过释放肾上腺素和去甲肾上腺素做出反应，即血流量增加、心率和呼吸频率加快以保护我们应对危险，并做好逃跑或战斗准备。作为对ACTH的回应，肾上腺释放皮质醇，告知边缘系统危险结束，然后解除警报，身体恢复平衡。在慢性压力下，持续释放的皮质醇会导致肾上腺的耗竭，从而增加对糖和咖啡等刺激物的依赖。于是，大脑中储存加工情绪的杏仁核被过度唤醒，导致我们体验到强烈的紧张感，并产生身体解离感（dissociation）。

　　正如范德考克所说：

　　　　如果我们想改变创伤后症状，我们必须通过情绪脑对边缘系统进行工作：修复错误的报警系统，使情绪脑恢复正常的工作状态，即在背后默默负责好身体的内务工作——确保你吃好睡好、联络亲友、保护孩子、抵御风险。

（Van der Kolk，2014，p. 203）

角 色 理 论

莫雷诺的角色理论是我在进食障碍治疗工作中运用的核心概念。它提供了一种方法，帮助我探索进食障碍在患者生活中的意义，了解患者与自我、他人、世界相关联的方式。莫雷诺认为，角色是个体在任何时候都会用到的功能形式（Moreno，1961）。当个体在与他人、环境的关系中承担角色时，自我意识就会出现（Moreno，1953）。莫雷诺的角色理论包含三类：身心角色、社会角色和心理剧角色。

一 身心角色

进食者、睡觉者、舞者都是躯体角色，作为生命有机体，我们会呼吸、运动、进食、消化和睡觉。进食障碍患者的身心角色通常是功能失调的，因此它们是治疗的核心。进食障碍患者与他们身体的关系是不良的、扭曲的，身体和心理是分离的，意识感知非常碎片化。因此，治疗的目标是让他们重新获得对自己身体、感觉、知觉、姿势和呼吸的觉察，这能帮助他们理解自己的感受和饥饿信号，有能力感知到当下和稳定，进行自我反思和自我安慰。

从营养学的角度来看，进食障碍患者需要发展的一个核心身心角色是直觉进食者（the intuitive eater）。直觉进食意味着一个人知道如何对饥饿做出适当的反应，即在饥饿时进食，在饱腹时停止。我们所有人生来就知道如何凭直觉进食，比如，一个新生儿在饥饿时就会哭闹，吃饱后就不再吃了。如果没有这些与生俱来的饥饿和饱腹的内在信号，我们就无法作为一个物种而生存。《直觉性进食》（ Intuitive Eating）的作者特里波尔和雷施（Tribole 和 Resch，1995）把这个过程称为"回归直觉进食的旅程"，因为你没有学习任何新东西，只是重新激活你一直拥有的力量去倾听身体的声音。

一 社会角色

社会角色界定了我们的人际关系，包括在家庭中的角色（兄弟、姐妹、女儿、叔叔），在工作场所中的角色（高管、助理、厨师、清洁工、教师、演员），或是在社会生活中的角色（爱人、伴侣、俱乐部秘书、团体成员、居民）。莫雷诺认为，用一个形容词和一个名词来描述这种关系是很重要的（例如，一个受伤的女儿），这种描述是对角色的呈现。正是我们在这些关系中的亲身经历和行为表现，显示了我们是谁。

在进食障碍的治疗中，至关重要的是去探索发展良好的和发展不足的社会角色，因为这可以帮助患者反思进食障碍对人际关系、丧失潜在机会的影响，并识别进食障碍在生活中的角色和导致其产生的社会关系。进食障碍角色有其产生的具体情境，探索患者的社会角色有助于识别重复的行为模式与进食障碍行为发生的情境。

一 心理剧角色

心理剧角色，有时被称为心理角色，是我们在幻想和想象中扮演的角色。在进食障碍的治疗过程中，对这些角色的探索使我们进入来访者个人的内心世界，了解他们内化的角色、已实现的愿望和未实现的愿望。在资源方面，随着我们的创伤工作有所进展，这一探索过程可以帮助来访者想到那些应对创伤的心理剧角色——养育者、保护者、书籍/电影中的英雄人物——并与他们重建联结。

一 角色分析

我遵循金妮·杰弗瑞斯（Jinnie Jefferies，1998）教授的角色分析法，根据以下五个要素来探索角色：

1. 角色产生的背景；

2. 行为模式；

3. 对特定情景的感受；

4. 沉积于内在的关于自我、他人和世界的核心信念，驱动着行为反应，有序地追随这些信念系统，可以对创伤（即进食障碍角色的根源），进行安全且有意义的探索；

5. 模式的结果。

角色分析帮助我制定治疗计划和策略，使患者能够有序地探索其自我结构、世界观和产生进食障碍的深层原因。角色分析是随着治疗逐渐形成的，它增强了我与营养治疗师之间的合作。我的角色分析经常帮助营养治疗师更深入、更透彻地理解来访者的饮食模式和诱因，而营养治疗师的反馈也有助于我细化角色分析、明确不同治疗阶段的重点。

进食障碍患者有着复杂的内心世界，他们对控制感的需求体现在他们与重要他人的关系上。这不可避免地会呈现在治疗联盟中，尤其是在心理剧——这种挑战来访者的身体、认知和情感层面的关系疗法当中。我认为在维持与来访者的关系上，会谈的质量具有非常重要的价值。对患者来说，高质量的会谈最终能够使得治疗关系比他们与进食障碍的关系更重要。会谈质量比会谈技术本身更为重要，因为它提供了一个安全的环境，在其中可以发展出一种信任关系，这种关系是独特的，不同于以往的任何关系，并且可以帮助患者深入理解当前自我结构中那些根深蒂固的核心信念、价值观和行为模式。

■ 苏 珊 娜 (Susanne) 的 治 疗 之 旅 ■

苏珊娜是一名 22 岁的女性，患有 1 型糖尿病相关进食障碍，这类糖尿病患者为了减肥会故意减少所需胰岛素的注射剂量。当胰岛素不足时，热量会通过尿液中葡萄糖的流失而消散。糖尿病相关进食障碍患者会通过控制胰岛素的注射量来防止体重增加。根据《精神障碍诊断与统计手册（第五版）》（DSM－5），这是神经性贪食症的诊断标准之一。尽管糖尿病相关进食障碍还不是一个公认的医学术语，但自20世纪80年代以来，已经有1型糖尿病伴有进食障碍的病例公布出来（Hillar，Lobo和Keeling，1983；Hudson，Wentworth和Hudson，1983）。

　　苏珊娜在13岁时，被诊断出患有1型糖尿病。在21岁时，她又被诊断出患有糖尿病相关进食障碍。但在确诊之前，她早就开始操控自己的胰岛素摄入量了。在开始接受我的治疗之前，苏珊娜曾住院治疗过。她法律专业毕业，住院治疗结束后开始攻读硕士学位。但是，她发现自己很难集中精力学习，身心健康状况日趋恶化，人际关系也受到很大的影响，以至于她开始孤立自己。因此，她决定推迟入学，先专注于康复治疗。在与我进行治疗的同时，她还在接受营养治疗，并参加了一个进食障碍支持小组。同时，内分泌医生和全科医生也在监测她的身体健康状况。

一　进食障碍与健康的声音

　　根据我对自己和他人在治疗和非治疗情况下的现象学观察，我发现当我们希望中止或改变一些重复的生活模式时，我们身体中的一部分常常会表达出相反的对于重复模式的渴望，即使这种重复具有破坏性或会造成自我伤害。如果我们不对这种冲突的分裂立场和对立欲望加以反思，那么我们通常会维持重复的模式，始终停留在原地。通过提高对矛盾欲望的觉察，我们能够更好地面对重复的行为模式、顽固的核心信念和价值观。进食障碍患者在一个安全的空间里会受益良多，在其中他们能够更清楚地意识到，自己相互矛盾的两个角色——进食障碍和健康之间的内在对话。在这个空间中，他们可以探索自己是如何带着进食障碍生活的，从而能够更加清楚地觉察，并最终去挑战那些维持进食障碍角色的态度、顽固的信念和分裂的立场。

　　苏珊娜治疗之旅的关键环节是探索进食障碍和健康自我之间的内部对话，这个过程为更深入地探索她的自我结构奠定了基础。通过使用空椅子技术，进食障碍角色和健康自我角色得以会心并对话，这引发了她深入探索自己的意义世界（meaning-world），并了解自己的进食障碍角色如何成为她意义世界中必要的组成部分。在探索中，苏珊娜的进食障碍和她的健康自我之间进行了角色交换。她的进食障碍角色表达出了一些重要信息："我是在保护你……如果没有我，你会变胖，到时所有人都会排斥你。""如果没有我，你就无法应对那些感觉。""你需要我……所有人都让你失望，只有我还在这里。""如果没有我，你就会失控。""如果你离开我，你就会发胖，然后没有人会喜欢你……没有我，你会胖到令人作呕。""如果没有我，所有人都会知道你有多么无聊，没有人会对你感兴趣。"她的健康自我角色则发出了这样的表达："你是美丽的。""你已经足够好了。""你的进食障碍不是在保护你……如果你不注射胰岛素，你会死的。""你可以吃东西，你值得被爱。""你的进食障碍让你变得孤立无援，它根本不是在保护你。""不必害怕自己的感受……你的感受不会杀了你，但是进食障碍会。"

这种探索的关键在于两个角色直接进行对话。通过对话，苏珊娜有机会探索角色之间的冲突及其进食障碍的严重程度，并练习使用健康自我角色去挑战进食障碍角色。这种探索为苏珊娜提供了演练机会，让她不是被动地接收进食障碍角色的负面信息，而是通过体现和扩展健康自我角色的力量来挑战它们。在两次治疗的间隔期，当进食障碍角色的声音很强烈时，我鼓励她持续进行两种声音的内部对话，并挑战进食障碍角色的声音。写日记也是这个治疗过程的重要环节，有助于苏珊娜阐述她的内部对话，也有助于她在两次治疗间隙释放和承载一些难以承受的感觉和想法。

随着治疗工作的进行，苏珊娜开始探索她的进食障碍角色是如何形成的。在一次暴饮暴食之后的治疗中，我们通过设景演绎了当时的情境。这件事发生在一次聚会上，她的许多大学同学都参加了这次聚会。为了获得聚会情境中的重要信息，我请苏珊娜用一些物品来代表重要同学和重要物件。她用物品摆出了四个人（两个男人，两个女人），当晚她大部分时间都和他们待在一起；还摆出了点心柜以及一个和她调情的男人（他们在聚会之前并不认识）。然后我邀请苏珊娜使用角色交换的方式，来介绍那四个同学。他们都是在本科阶段相互认识的，现在都在名校里继续深造，只有苏珊娜推迟了研究生入学。他们中只有一个人（苏珊娜最好的女性朋友）知道苏珊娜因进食障碍而延迟入学，其他人都认为她因想去旅行而推迟入学。苏珊娜说，他们当晚的谈话主要是在叙旧和"闲聊"。随后我们探讨了苏珊娜在这一情境中的内在和外在表现。表面上，她假装很开心，还特地编了自己的旅行故事，以及明年回校的学习计划。然而在内心深处，她对他人的看法感到非常焦虑、羞愧，还充满了自我批评。在她的独白中，有这样一些关键的自我批评声音："我很胖。""每个人都注意到我变胖了。""他们都认为我很无聊、很愚蠢。""我毫无价值……我甚至不能专心学习。""我在聊天中没有发挥任何作用。""我不应该来参加这个聚会。""他们（朋友）假装和我玩得很开心，但实际上他们觉得很无聊。"通过与她的朋友们进行角色交换，我们探索出她认为朋友们没有说出来的话。苏珊娜在朋友角色下的独白："苏珊娜是个失败者……她很蠢……很丑……很胖……很无聊。"只有她最好的朋友（知道她有进食障碍）同情她，但在扮演这位朋友时，她表达了对自己的排斥："苏珊娜病得很重，她不像以前那样有趣了，她似乎总是有很多健康问题，我不确定是否还喜欢做她的朋友。"苏珊娜感到羞愧，当醉酒者和她调情时，她变得越发焦虑，担心会失控，做出后悔的事。她对从自助餐中选择吃什么感到很焦虑。她和自助餐进行了角色交换，对自助餐的描述如下：

> 我是点心柜，我这儿都是恶心又油腻的食物……比如甜品、碳水、奶酪……我提供了各种各样的食物，但没有一种是健康的。如果你吃了其中的任何一种，你就无法停下来，会发胖的。离我远点！

苏珊娜避免在别人面前吃东西，但她一直大量饮酒，为了让自己感觉更自信并麻痹自己。离开聚会后，她在回家的路上大吃了一顿。然后，她对自己的失控、暴饮暴食的行为感到羞愧和愤怒。结果，为了获得控制感并减肥，她第二天没有注射胰岛素。此后，她对没有照顾好自己和那些失控行为感到更加羞愧和愤怒。

苏珊娜在镜观角度可以更加客观地、不带评判地理解当时的情境、感受和想法。

这与正念（mindfulness）练习关注当下情绪、不加评判的观念是一致的。苏珊娜能够跳离情境，把其感受、想法和行为联系起来，开始对自己更加怜惜：

> 不要对自己太苛刻，你已不堪重负，你需要照顾好自己。你的健康比上大学更重要。等你身体好了，你就可以回去学习了。你足够优秀，你不是一个失败者。你是如此勇敢地与进食障碍作斗争。没有任何证据表明你的朋友们会负面地看你。如果他们不喜欢你，为什么会愿意和你待在一起？

我们将这个角色命名为"关怀自我"。她从这个角色传递出了非常重要的信息："你应该吃东西，你已经饿了这么多天了。"此刻，苏珊娜觉察到，暴饮暴食显然是限制进食一段时间所带来的后果。她担心自己看起来很胖，聚会前几天就一直在节食。她的饮食模式可以总结为：节食—暴食—取消胰岛素。在那之前，苏珊娜认为自己只是一个强迫性暴食者，她没有意识到自己饮食周期的限制性模式。

经过反思，苏珊娜认为没有学生身份会让她感到自己没有价值。她解释说，她自我惩罚、自我厌恶是源于无法做到完美。她也更清楚地意识到一个悖论：进食障碍行为会威胁她的生命，但却是她唯一的自我肯定的方式，以回应她在其世界里体验到的拒绝和不被爱。作为她世界中的"他者"代表，她与我分享内心世界和羞耻感，这让她感到很宽慰。在她暴露羞耻感并得到共情的过程中，有些东西发生了深刻的转变。

根据我们在会谈中所探讨的内容，我进行了如下角色分析：

情境：与重要他人（同伴）交往的社交场合。

行为：在聚会前，她会限制自己的饮食。在聚会上，她隐藏自己的真实感受/想法，假装自己玩得很开心，并尽量不在他人面前吃东西，沉浸在自我意识的想法中，纠结于别人对她的看法和背着她说的话。她过度饮酒，为了让自己更有信心，更能应对糟糕的感觉。离开聚会后，在回家的路上，她一个人大吃了一顿。随后，她为了清除过多的能量摄入，而拒绝注射胰岛素。

信念：她认为自己"很胖……很笨……很无聊……没有价值……是个失败者"，觉得别人也是这样看她的，只是他们没有明确地说出来。她认为自己就不应该去参加聚会，聚会上的所有食物都是她的敌人，如果吃了就会发胖。她还认为，她对谈话没有任何贡献，没有学生身份就毫无价值，她最好的朋友"拒绝"她是因为她的病。

感受：她感到羞愧、焦虑、害怕失控。

结果：她孤立自己，最后感觉更糟了，不打胰岛素使健康和生命受到威胁。

治疗师在营养治疗中了解到，她就自己进食障碍循环的反思和见解，探索出一些积极主动的应对方法，来应对会引发进食障碍的类似情境或不得不进食的社会情境。例如，她用"我是足够好的"作为口头禅进行自我肯定，来应对那些可能会激发"我不完美，我应该做得更好"之类负性信念的情境。她的"关怀自我"角色也是需要在治疗之外的社交场合中练习和培养的。

一 与身体联结

在着手处理创伤之前，我们必须确保来访者已经能够理解自己的感受，并且能够自我调节。帮助他们与自己的身体建立联结，是治疗过程中非常重要的部分。我们必须帮助进食障碍患者解读他们身体所表达的信息，心理痛苦往往位于身体里。当苏珊娜因不完美或害怕被拒而感到失控时，她会认为镜中的自己很胖，是肥胖导致了心理痛苦。她专注在改变和控制身体上。在不顾一切地寻求控制感时，她将所有的注意力放在自己能有效控制的具体事物（即其身体）上，而无法看到心理和身体之间的联结。要想帮助来访者理解他们的身体语言，治疗师需要注意自己的身体反应，同时帮助来访者关注其身体反应。

我对苏珊娜的治疗融合了正念、安全空间冥想（safe space meditations）和可视化技术（visualisations），帮她开始与自己的身体建立联结，并在内心找到一个安全空间。在这个过程中，我们重点探索如何帮助她识别不同感受所在的身体位置。

我先请苏珊娜画出她的身体轮廓，再让她闭上眼睛，回忆一个使她感到愤怒的情境。然后，我让她觉察与愤怒感相关的身体感受，并把注意力在情境和身体之间切换。我们对所有重要情绪进行了同样的探索（Hendricks 和 Hendricks，1993，Hudgins 和 Toscani，2013，p. 227）。她开始发现身体并不像想象的那样陌生，这是康复的转折点，因为这帮助她识别出之前否认的情绪，并为其提供了一种情绪表达，这是她一直缺乏的。

下一步是帮助苏珊娜培养她的身体觉察能力，搞清楚控制身体的需要和饥饿的信号，识别出身体需要什么，这可以让她能够更好地照顾自己，对胰岛素的摄入负责。在我们走得更近的时候，我发现自己有一种非常强烈的身体上的反移情（counter-transference）。我经常体验到和她相同的身体感受，或者她有时无法识别的身体感觉。我越来越意识到苏珊娜对我有一种母性移情，我提醒自己不要陷入她与母亲那样纠缠不清的关系之中。苏珊娜母亲的控制欲很强，而她越来越能够意识到自己与母亲之间的纠缠。她在开始治疗时曾经说过，母亲是她最好的朋友。后来，苏珊娜越发清楚地意识到，母亲以控制的方式对待她，不让她与真实的自我联结，使她不仅未能从进食障碍中解脱出来，反而加重了症状。在我们的治疗中，我特别注意在行动层面如何定位自己与她的关系，因为我觉得有必要与她保持一定的距离，这既能让我与她共情，又不会过度认同，甚至失去对治疗关系的反思能力。因此，我有意识地做了一个决定：不扮演她的身体替身，也不在她的剧中扮演任何角色，避免在反移情中迷失自己。取而代之的是，我向苏珊娜指出我所注意到的，她的身体所表达的信息，并要求她夸张地做出来，然后用语言表达，以此帮助她解读身体感受和身体信号。

在一次卓有成效的治疗中，我帮助苏珊娜解读了她自己的身体语言，并产生共鸣。我让她用黏土雕塑她对自己身体的感受，然后请她把雕塑放到能代表她与身体之间距离的位置。她把它放得很远，然后进行探索。

> 治疗师：告诉你的身体，你对它有什么感觉？
> 苏珊娜（对她的身体说）：我不知道该拿你怎么办，我知道你很脆弱，你生

病了，但我不知道该如何对待你。我不知道你是我的朋友还是敌人，我控制不了你。

我请苏珊娜与她的身体进行角色交换。

　　身体：我是你的朋友，但你并不总是听我的话。我经常大喊着让你听我说，让你照顾好我，但你却完全不理会我。当我们能够和谐共处时，我们会一起发展得更好。

　　苏珊娜（在她的角色中）：是的，我对你不好，因为我不知道怎么对你好。我一直恨你，因为你给我带来了这么多麻烦和痛苦。我不知道如何去照顾你，因为我觉得你总是不受控制。

　　身体：我们需要一起休息一下，我们应该吃东西。当我对你说我饿了时，请你听我的话，相信我。当你给我需要的胰岛素时，我很高兴，这样你就不必控制我了，因为你照顾了我的需要。

　　苏珊娜：（含泪）我为你感到骄傲。你经历了这么多，你是如此勇敢和坚强。我想你是对的，当我听你的话时，你保护了我，你就是我的朋友。我要更加关怀少年时期的自己，当时经历了那么多事情，内心中感到那么羞愧和不安全。

　　身体：我相信你能照顾好我。你最近经常能够做到，而且我知道你可以继续照顾好我的需求。我背负着太多不属于我的耻辱，这些耻辱是被欺负和被虐待造成的。

　　苏珊娜：我保证我会爱你，并一直努力与你和谐共处。我知道这有时很难，但我想让你知道，我爱你，我不会再忽视你了。

一　创伤治疗

随着治疗工作的开展，我们追踪了苏珊娜的信念系统（"我不值得""我是个失败者""没有人喜欢我""我是个令人失望的人"）后，确定了信念的来源，并开始处理她的创伤。我们重点对苏珊娜的愤怒感受开展工作。首先，我将苏珊娜不愿言说的进食障碍行为概念化，这是她在无法回应他人期待时对"他人"的反叛行为和攻击反应。这引发我们深入探索她对母亲的愤怒，母亲对她有很高的期望，其控制态度阻碍了苏珊娜自我同一性和自我信任能力的发展。苏珊娜对母亲没能更好地照顾自己非常理解，她经常提及母亲的成长经历，以此来解释母亲对她的教育方式。苏珊娜与母亲关系亲密且纠缠，这让她每次对母亲感到愤怒时就会产生内疚感。

我请苏珊娜用一把空椅子来代表她母亲，让她表达出被内疚感所阻隔的那些感受和想法。苏珊娜试探性地去表达她的一些愤怒，但是"愤怒的女儿"这个角色是全新的，她发现自己很难与之完全联结起来。我观察到她在努力表现得很有修养，不让母亲失望。苏珊娜认同我所观察到的信息。我把另一把空椅子放在苏珊娜的椅子后面，让她做自己的替身，说出她真正想说的，而不是礼节性的话。终于，苏珊娜与她的愤怒联结了起来，她站了起来，用语言表达了她各种情境下的愤怒：

> 我对你感到愤怒，因为你从未允许我去追求我的艺术梦想。学习法律是你的梦想，不是我的。
>
> 我对你感到愤怒，因为我被强暴时你不在我身边。
>
> 我对你感到愤怒，因为你从来没有注意到我的进食障碍有多严重，那是我表达自己遭受校园霸凌痛苦的方式。
>
> 我对你感到愤怒，因为你总是想当然地认为我没事。
>
> 我对你感到愤怒，因为在你和爸爸争吵时，你把我当作你的照顾者，在我需要母亲照顾时，我反倒成了你的母亲。

苏珊娜释放了自己的愤怒后，用一些布巾代表界限，放在了她和母亲之间。

另一段重要的治疗过程是苏珊娜与强暴者的对话。我们在治疗室中放置了一把空椅子，以定位强暴者的角色。苏珊娜选择了一个物品代表他，放在空椅子上。她感受到了她的愤怒，但是无法用语言表达。因为发现她很难用语言表达出来，所以我鼓励她与自己的身体感觉保持联结，先用非语言的方式表达愤怒。我鼓励她站起来，给她一个垫子，让她把垫子扔向代表强暴者的椅子，帮助她释放怒气。她站起来，只用一个小物件来代表强暴者，这帮助她释放了愤怒，同时又不觉得受到威胁或陷入受害者角色。这让她能够用声音和语言来表达还卡在她身体里的感觉。她用一块红布巾来代表羞耻，并还给了他。

同样地，她还与在学校欺负过她的同学进行对话。在学校时，她必须注射胰岛素，这导致她感觉自己在学校里是"另类"，没有归属感。再加上被欺负的经历，使她的学生时代充满了创伤。她通过关怀孩童自我和青少年自我，并为他们挺身而出，为成年自我赋能，不再需要通过进食障碍行为来反抗用以生存并应对痛苦的感觉。

苏珊娜开始在治疗会谈以外的时间做出切实的改变，她的人际关系发生着显著的变化。她有了新的爱好，如创意写作和摄影，在那里她结识到志同道合的人。她决定放弃法律硕士学位，转而攻读摄影硕士课程。

在治疗后期，苏珊娜已经开始建立自己的生活。随着苏珊娜变得更加自信并能够重新找回自主感（her own authority），我们的治疗关系也在发生变化。虽然一开始我想保护和引导她，但我逐渐开始撤回这种保护，因为她越来越有能力保护和挑战自己。我们开始两周见一次，持续了几个月，然后我们把会谈减少到每月一次，直到她确信自己已准备好结束治疗。对于受过创伤的来访者来说，逐渐脱离对于治疗师的依赖是非常重要的，这样他们才有机会逐步离开安全庇护所，过渡到独自前行。

我很荣幸能成为苏珊娜旅程中的同行者，这再次坚定了我对人的成长和恢复能力的信念。康复过程是充满挑战的，让来访者踏上一段将他们带到黑暗之地的旅程，这需要极大的勇气。我认为弗里德里希·尼采（Friedrich Nietzsche）的一句话最能描述康复之旅："人必须有内心的混乱，才能生出跳舞的星星。"（Nietzsche，2009）

参考文献

Bloom C. , Gitter A. , Gutwill S. , Kogel L. , Zaphiropoulos L. (1994). *Eating Problems: A Feminist Psychoanalytic Treatment Model*. New York: Basic Books.

Brewerton T. D. (2007). Eating disorders, trauma, and comorbidity: focus on PTSD. *Eating Disorders*, 15: 285 – 304.

Briere J. , Scott C. (2007). Assessment of trauma symptoms in eating-disordered populations. *Eating Disorders*, 15: 347 – 358.

Hillar J. R. , Lobo M. C. , Keeling R. P. (1983). Bulimia and diabetes: a potentially life-threatening combination. *Psychosomatics*, 24 (3): 292 – 295.

Hudgins K. , Toscani F. (2013). *Healing World Trauma with the Therapeutic Spiral Model*. London: Jessica Kingsley.

Hudson M. S. , Wentworth S. M. , Hudson J. I. (1983). Bulimia and diabetes. *New England Journal of Medicine*, 309 (7): 431 – 432.

Jefferies, J. (1998). The processing. In M Karp, P Holmes, K Bradshaw Tauvon (eds.) *Handbook of Psychodrama*. London: Routledge.

Moreno J. L. (1953). *Who Shall Survive?* Second edition. Beacon, NY: Beacon House.

Moreno J. L. (1961). The role concept: a bridge between psychiatry and sociology. *American Journal of Psychiatry*, 118: 518 – 523.

Nietzsche F. (2009). *Thus Spoke Zarathustra*. Radford, VA: Wilder Publications.

O'Shaughnessy R. , Dallos R. (2009). Attachment research and eating disorders: a review of the literature. *Clinical Child Psychology and Psychiatry*, 14: 559 – 574. 10. 1177/ 1359104509339082 [PubMed].

Shapiro R. (2014). *EMDR Solutions II*. First edition. New York: W. W. Norton.

Tasca G. A. , Balfour L. (2014). Eating disorders and attachment: a contemporary psychodynamic perspective. *Psychodynamic Psychiatry*, 42: 257 – 276. 10. 1521/pdps. 2014. 42. 2. 257 [PubMed].

Tribole E. , Resch E. (1995). *Intuitive Eating: Revolutionary Programme That Works*. New York: St Martin's Griffin.

Van der Kolk B. (2014). *The Body Keeps the Score: Mind, Brain and Body in the Transformation of*

Trauma. Harmondsworth, UK：Viking Penguin.

Zachrisson H. D. , Skårderud F. （2010）. Feelings of insecurity：review of attachment and eating disorders. *European Eating Disorders Review*, 18：97 – 106. 10. 1002/erv. 999 ［PubMed］.

第12章　露西和她隐秘的内心世界

埃丝特·唐

　　在这一章中，我记录了和中国香港地区的来访者露西（Lucy）经历的心理剧之旅。我惊讶于她复杂的内心世界，她从儿时起一直导演着多种角色的内心剧，这对我产生了很大的影响。她复杂的内心世界让我想到解离性身份识别障碍（dissociative identity disorder，DID）患者，本章将聚焦于我对她所使用的心理剧方法。

　　我是一名社会工作者，在中国香港地区的一家社区中心工作，为有精神健康问题的青年提供个体和团体心理咨询服务。作为一名社会工作者，我以个案管理者（case manager）的身份与来访者打交道，时刻关注他们的精神状态以及社会发展需要。通过与来访者在生活中的各方合作，我制定了满足此类需求的关怀计划。我安排了相关的小组团体活动，包括针对来访者及其父母的心理健康教育活动，以及一些旨在避免来访者因孤单而精神状态恶化的社交活动。对于那些想要更深入地了解自己心理健康问题的来访者，我们针对特定治疗目标提供咨询服务。

　　我第一次见到露西时，她24岁，被诊断为抑郁症，是她的朋友（也是我们的来访者）介绍过来的。她出生于香港地区，是一位身材娇小、有吸引力的年轻女性。

父亲一家从中国澳门来到香港地区，她是这个收入中等的工薪阶层家庭里的独生女。

她的治疗经过了几个不同阶段，首先是短程心理剧团体治疗，然后是一对一心理剧治疗，最后是长程心理剧团体治疗。本章主要聚焦于一对一心理剧治疗，也是后来发展为长程团体心理剧治疗过程的一部分。

▋　露 西 概 况　▋

一　与工作、时间和金钱的关系

当我初次在咨询室里见到露西时，她带着很多烦恼。比如她担心无法在工作中迅速地完成任务，无法忍受当天结束时还有任务未完成，这都给她带来了强烈的挫败感。她还非常害怕老板会因为她工作出色，而把她调到更有挑战性的岗位上。此外，露西要求自己必须准时下班，这也给她带来了很大压力。她高度警觉，以确保自己永远不会丢东西，永远不会被利用，永远不花可节省的钱，比如她选择步行而非乘公交。她从不给朋友买饮料或礼物，却非常喜欢接受别人的馈赠，尽管这导致她被看作是吝啬鬼，但她依然这么做。即使露西只是告诉了我一些自己生活中的琐碎细节，但她就是有办法引起我的兴趣。

一　家庭背景

露西的母亲总是在他们本就很小的家里囤积可回收物品，如报纸、杂志、金属盒和罐头。尽管父母双方都有带薪工作，但母亲仍然收集并试图卖掉这些东西赚更多的钱。父亲总是抱怨家里都被母亲的东西塞满了，因为卖掉那些废品远比收集它们要慢得多。父亲脾气暴躁，很容易被他认为不合理的事情所激怒，而母亲对自己的古怪判断和决定很坚持，因此这对夫妻经常爆发激烈的争吵。他们之间无休止的冲突让小露西感到很崩溃，即便到现在，她还是会在他们吵架时偷偷哭泣。父亲完全不能容忍小露西的任何小淘气或小错误，经常发怒，这让露西一直处于极度焦虑之中。然而，露西已经学会了压抑自己的反应，所以谁也不知道她的内心正在发生什么。如果她哭泣或抱怨，父亲只会变得更加可怕。相比之下，母亲更能控制自己的脾气，露西可以和她说话，但也只能用一种怪异的方式。小时候，露西会抱着一只毛绒玩具鸟，假装自己是那只"鸟"在和母亲说话，即使是成年以后，她仍在这样做。从母亲的角度来看，这是亲密的母女对话。而对于露西来说，这是她与毫不妥协的母亲保持距离的方式。母亲做饭总是很晚，因为她必须遵循下班后的固有惯例——做饭前先读书、整理东西再休息。她非常重视露西的学习任务，要求小露西阅读，看大量的英语学习书籍、视频，并坚持认为露西需要利用每分每秒来学习，包括上厕所的时间。她有一个习惯，那就是即使上厕所，也要半开着厕所门，继续和露西进行听写练习。直到很久以后，露西才意识到这给她带来了很大的压力。虽然不管露西考得好坏，母亲都不会特别高兴或者生气，但是露西记得在她考了98分时，母亲表现出来的失望，并且告诉她应该确保自己得到应得的100分。另一个让露西无法信任母亲的原因是，父亲责骂她时，即便是无理的责骂，母亲也总是站在父亲那边。有一次，仅仅因为一个小恶作剧，父亲就把一个盒子砸到露西身边的墙上，母亲听到了父亲的责骂，但她只是若无其事地待在厨房里，然后叫他们把桌子收拾好。类似的事情发生的时候，露西就会跑到厕所大哭一场。

一 对亲密关系的矛盾渴望

在现实生活中，露西在大部分社交圈子里表现得彬彬有礼、友好、谨慎、顺从。然而，她曾是某个特别的网络论坛的成员，她在那里表现出完全不同的性格，她狂野而公开地说着下流的、充满性诱惑的语言。在网络世界中，她十分活跃，还认识了很多网友。

露西很容易对男人产生好感，尤其是对那些具有孩子气的男人。她曾试图与一个更成熟稳重的同事发展关系，但他不能接受她有时像孩子一样害怕，认为她不够成熟，这段关系就此破裂。

一　露西的秘密：解离性身份障碍？

露西刚来接受治疗时并不打算透露自己保守了近 20 年的秘密，因为她认为这太奇怪了，任何人都无法理解。她在接受了大约 20 次个体治疗后，向我透露了这个秘密。

她告诉了我她的故事。她不记得之前到底发生过什么事，但是从七岁左右开始，她注意到几个内心世界的"人"出现了。其中一个叫作"队长"的人是这个系统的创造者。他告诉她，他们是从国外来的孤儿，露西睡得很沉，再也找不到她了，他们要共同扮演露西。

队长制定了一个网状阵容：总是有两个人在前排，两个人在后排提供支持。前排的两个人中，一个扮演露西的角色，是其他人都能看到的；另一个是她的搭档，其他人看不到。搭档会在内部与露西交流，或者在露西独自一人时，出声和她说话。他们的互动方式之一是，搭档位于露西身体右侧。露西可以在两个部分之间切换，或者倚靠在"搭档"身上，以获得安慰。

后排的人通常具有特殊的才能或独特的功能，只有在被需要的时候才会出现。例如，当露西受伤时，其中一人扮演护士的角色来照顾她，还有一人扮作能够解决数学问题的"聪明人"。

内部工作人员的阵容会随着时间的推移而改变。如果队长认为前排的角色不再适合做这个工作，就会调他人去前排。时间一长，越来越多的工人被创造出来，一些老工人会再次出现，而一些将永远消失。工人之间也会相互讨论谁将被派去前排。这个系统有一个规则，那就是谁都不能向人类透露系统的存在，并且谁都不能爱上现实中的人，他们只能在内部系统中彼此相爱。

露西十几岁时，前排工人莉莉（Lily）喜欢上了班上的一个男孩，由于违反了不能与人类有真实关系的规则，所以她被解雇了。随后工人哈娜（Hana）接受任命扮演露西。从那时起，哈娜便一直担任这个角色。内部工人甚至告诉哈娜，她完全可以取代露西，因为已经没有人知道如何找到真正的露西了。

随着露西长大，内部工人的数量逐渐减少到只剩三人，分别是哈娜、莉莉和埃德（Ed）。埃德是露西的灵魂伴侣兼男朋友。工人们之间有很多冒险经历和爱情故事。在露西 18 岁左右时，不能爱上现实中的人类的这一规则不再存在了。哈娜迷恋过老师和其他男孩，工人们尽力支持哈娜做必要的准备以推进他们之间的关系。

虽然这套系统没有以前那样严格了，但是露西却不知道如何在没有它的情况下生活。哈娜戴上面具伪装成露西，而"真正的露西"已经从这个世界上消失了。不出所料，这让她感到不正常。因为"做人"对她来说就像是一份工作，所以她在处理亲密关系时遇到了麻烦。这种亲密关系永远不会像她与内部男友的相处那样安全。在发生冲突的时候，她会迅速躲回自己的世界里哭泣。

她从来没有将这个故事告诉过精神科医生，因此，露西的内在角色体验是否属于 DID 谱系的范畴，目前还没有正式的诊断。DID 的特点是，具有"围绕着主导情感、自我感觉（包括身体形象）、有限的行为目录和状态依赖记忆组织起来的高度离散意识状态"（Putnam，1989，p. 103）。露西在揭示她的真实情况时，把自己称为"他们"，她的内在角色们像是独立的真实人物，似乎有着各自持久的个性、年龄和生存方式。不同的角色很少改变自身特点，也很少相互融合。根据生活的需要和变化，她只经历过新角色的加入和旧角色的消失。他们似乎只是自发地出现和消失。这也让露西感觉到内在角色只是接管了她的身体，她的身体已经成为一个面向世界的外壳，承载着自我的不同部分，而这些部分根据需要去填补并执行控制。这就是所谓的切换到"改变"身份状态（Howell，2011）。

解离性身份障碍有很多亚型，也可能部分解离，露西似乎是这一类型。露西在身份转换中并没有出现分离性失忆。在她的案例中，这些分身们像是一个团队，他们同时存在，无缝地衔接着工作职责，还可以像小组讨论一样给露西提供不同的观点。

露西角色系统的功能，是保护她免受父母的强烈情感反应的影响。她需要这种分离的应对机制，来与她的父母以及不被父母理解的混乱感保持心理距离。

治 疗 关 系 是 如 何 开 始 的

露西参加了关系性团体心理咨询。在团体中，她分享了与同事相处时的焦虑——她宁愿孤立自己，也不愿看到他们之间的交往比与自己的交往更加亲密；她还对领导的期望感到焦虑；以及她无法忍受下属不听指令的行为。团体咨询之后，她要求进行个体咨询。她会频繁地打电话告诉我工作上的压力。在她的焦虑平息了一段时间后，打电话来寻求安抚的依赖模式又再度出现。显然，我已经成为她的依恋对象。于是，我邀请她成为短期心理剧团体的成员，以及我的一对一心理剧来访者。我将我们的关系重新定位为治疗师与来访者，而不是将自己看作解决问题的社会工作者，并将我们的对话调整为每周定期的面对面治疗。露西很好地遵循了这种设置，她学会了在一周内控制自己的情绪，而不是无助地打电话给我或不停地感到不知所措。

评 估 及 初 始 阶 段

在评估阶段，我用光谱图（spectogram）、时间线（timeline）和社会原子（social atoms）等形式的小工具，来让露西熟悉心理剧方法。我们从空间、时间、顺序等多个角度具象化了与他人的关系。通过与不同的人进行角色交换，评估了她解读他人观点的方式。在这个过程中，我觉察到，她在满足他人需求时产生的强烈焦虑与现实刺激不相符，这可能是源于早期的童年经历，我将这一点反馈给她。她觉得我理解她，而她所有的同事和现有的朋友都不能真正理解她为什么会如此焦虑。这种"我不同于他人"的感觉几乎延伸到露西所有的关系中。露西的朋友不多，尽管她在某些朋友面前表现得很健谈、很黏人，但她觉得自己只是在用社会所接受的方式进行表演，并没有真正地与人交往。当她的朋友们把自己置于被别人利用的境地时，她的情绪反应强烈，这让她自己也感到困惑。在我的反移情中，她这种疏离的人际交往风格让我产生了强烈的共鸣，我认为这种共鸣能巩固我们的治疗联盟。

转 折 点

随着一对一心理剧的进行，露西的人际关系模式愈加清晰。在所有的人际关系中，她都会戴着一副微笑的、友善的、看起来无害的面具。然而，在这副面具的背后是汹涌的愤怒和深深的悲伤，这些情绪在大多数人面前无法表现出来。

每次我们探索面具，倾听面具背后的声音时，露西都会表现出极大的痛苦。另外让她总是感到很痛苦的是，她知道自己戴着面具却无法摘下它。我和露西推断，这个面具是从小时候发展起来的，它的作用是避免激怒暴脾气的爸爸，同时去应对缺乏镜映的妈妈。

与露西的面具进行心理剧会心为更深层的干预奠定了基础。我感受到，她需要紧紧抓住这个面具，而这个面具的存在最终让她与其他人失去联结，这让她产生了极大的痛苦。当我向她反馈这些的时候，她隐秘的内在系统在那一刻被揭露开来。

面具代表了露西的内在系统，而干预工作基于如下的角色分析。当她为了满足外在世界的角色期望而陷入困境时，她会戴上面具表现顺从，同时利用内在团队系统疯狂地解决问题。在内心深处，她感到悲痛欲绝、极度担忧和深深的恐惧（如果是对父母的话，则是憎恨）。她认为真实的自己太过脆弱，无法承受来自现实世界的苦难和要求，她的真实感受无人欣赏，还会影响他人对自己表现的评价，所以只能在系统内部"分享"。这一结果导致她与真实自我以及现实他人疏远。

心 理 剧 方 法

对露西而言，接触心理剧方法是一种痛苦的暴露。角色交换以及对不同内在角色的具象化，让她意识到自己的内在结构系统和她的孤独感，她极度渴望能有一个和她有着同样经历的人。她可以完成与他人的角色交换任务，但会有一种不真实的感觉，就像她在日常生活中的虚假交际一样。在扮演他人角色时，她很难体会他人的感受。我逐渐明白，她有一块阻止自己与他人发生联结的盾牌，她坚信除非有人能理解她与她的内在系统，否则她就应该保护自己，并与他人保持距离。

我有时候会想，心理剧的具象化技术提醒了露西她与别人的不同之处，这是否过于痛苦。对于大多数人来说，多重内在角色是一种不常有的、创造性的心理治疗体验方法；但对她而言，这只是一种直白的现实和生存的需要。

然而，这种方法满足了她想要尽可能生动地与他人分享她的世界的深层愿望。实际上，她的内在世界由一个寻求支持和共鸣的幼儿（孩童般的）灵魂所创造。

此外，从与人交往的角色训练来看，这种方法对她练习与他人的真实交流是一种很好的预演。

从 一 对 一 心 理 剧 到 长 期 团 体 心 理 剧 的 成 果

露西在逐步地改善，她先在一个短程团体中初步体验了心理剧，然后转入了40次一对一心理剧，最后进入一个长程心理剧治疗团体，如下文所述。

心理剧是露西从依赖内在世界支持到尝试接触外部世界的桥梁。在"只信任内在团队"和"允许现实他人进入她的世界"这两者之间挣扎的过程中，露西已经打破了自己的戒律，她先后向治疗师、现实他人袒露了自己的内在系统。在一对一咨询快结束时，露西邀请她的表妹参加了一次治疗，并与她分享了这个秘密。她感受到了表妹的支持，觉得自己在这个世界上不那么孤独了。之后，她还在求助热线上向一些陌生人讲述了这个故事，这在一定程度上拉近了她与现实他人的距离。

在进行了 15 次长程团体治疗后，她把这个秘密告诉了团体成员，之后还告诉了一位老教师。能够与更多人分享秘密是自我接纳的一种表现。

当家庭经济压力较大时，父母会要求她给更多的补贴，她总是觉得很反感，于是在一对一心理剧中，她探索了这种反感情绪。在中国文化中，当家庭出现经济困难时，成年子女分担家庭负担似乎是合情合理的。但是，露西一直想要逃离她的家庭，而不是被家庭所牵制。她的父母期望她做一个有爱心的、孝顺的女儿。尽管表面上她似乎很顺从父母的期望，但其实她对此感到很厌恶。我们用心理剧的空椅技术，帮助她表达对父母隐藏的仇恨。这种干预有助于释放她内心的紧张感，因为在现实生活中，她从未告诉过父母自己的任何感受。

已 处 理 的 问 题

一 对权威人物的父母移情（Parental transference）

露西可以很好地胜任工作，但她经常因领导的反应感到很有压力，同时她又非常依赖工作环境。在一对一心理剧中，我们运用空椅技术演示了遇到不同部门经理时的情况，我们可以识别并具象化她对高要求个体的父性移情。而在另一种情况下，她对一位女上司有一种理想化的母性移情，当那位女上司偶尔对她有点生气时，她就会感到巨大的痛苦。在这两种情况下，她都强烈地受到权威人物情绪变化的威胁，这导致她不愿意升职，因为她担心在领导和同事眼中自己可能不再表现得完美。我们还发现她对男友也有类似的移情。刚开始谈恋爱时，他们以一种幼稚的、亲密的方式相处和交谈，她也很喜欢如此。但是，随着恋爱关系的发展，他们开始谈论更严肃的事情时，她会发现男朋友不太能容忍她的一些本能的幼稚言论和行为。露西逐渐感到很有压力，因为她要像避免来自父母的否定一样，来避免男友的否定。当露西进一步觉察到这些移情现象时，她逐渐不再那么容易受到这些人的影响了。

露西向我展示她的内心秘密是对我的信任，这种信任可能也是基于理想化的父母的移情。我代表的是一个能够保持平静并理解她内心世界的人，就像她的内在系统服务于她一样。在之后的长期团体治疗中，我遭受过她的愤怒的攻击。当她认为那些心理剧干预超出了她的能力时，她只不过是做做样子走个过场而已，在那种时刻，我被视为一个不理解她的、要求苛刻的母亲。然而，这可以看作是一种进步的表征，因为她在表达对我这个权威有所异议的同时，没有逃避，而是仍然设法与我维持关系。

一　与家人进行角色交换的困难

露西拒绝与父母进行角色交换。表面上她不得不伪装成乖巧的、顺从的好女儿，而内心中却隐藏着太多的仇恨，甚至从小就幻想着杀死父母或者逃离家门，这让她感到无比难过。"囚禁般的生活"这一比喻总会让她哭泣。想到这里，她内在系统的创造者"队长"会告诉她，内在工作人员都是从国外绑架来的孤儿，也就说得通了。她的生活只是在父母面前的一场表演。她从小便疏远父母，并觉得不能让像"绑匪"一样的父母知道她想逃离，否则她将面临可怕的后果。

从小到大，每当遇到困难时，露西总是孤零零一个人。她认为在家人面前无法做真实的自己，她只是表现得像父母想要的那个女孩。因此，对她来说，成为露西只是一份工作。只有当她独自一人时，她才是真实的自己，唯一能让她感觉到真实的就只有她内在系统的员工们。无论走到哪里，露西都带着这种内心世界和外在世界的模式。即使在学校和老师、朋友们在一起时，她仍然认为表现得像正常人只是露西的工作而已。此外，小露西知道她的家庭不正常，因为她母亲有囤积问题，且父母之间持续不停地争吵。于是，露西的内在世界成为她的替代家庭、替代朋友和替代爱人，他们比任何真实的人都更加诚信、可靠。这个系统持续工作许多年，露西认为自己是不正常的物种，那种"我与别人截然不同"的感觉让她处在自我隔离状态。特别是涉及露西所渴望的亲密关系时，这个问题就更严重了。年幼时，她因为孤独而幻想浪漫的恋爱。当她逐渐成长，亲密关系对她来说则有了更多的意义，因为真正向父母敞开心扉是不可能的。所以她希望有一个男人能来娶她，把她从家庭中解救出来，这是她唯一想到的可以摆脱家庭问题的方式。

当我们的一对一心理剧进展到"向他人表达真实感受"这一核心问题时，就不可避免地与家庭内部问题连接起来。虽然露西很渴望讲述她过去的故事，但她发现与父母进行角色交换，尤其是扮演父亲的角色，是一件很可怕的事情。她只能通过把代表父亲的空椅子移到一倍远的位置来完成角色交换。这种拉开距离的技术让她可以充当旁白，而不是"成为"他。她难以扮演愤怒的父亲，这也可能反映了她主要角色（predominant alters）的僵化性和角色目录的有限性，这在解离性身份障碍中很常见。露西现有的角色是为了表现出顺从的性格，以帮助她在脾气失控的父亲面前生存下来。她提到过，曾经有一个角色可以表现出更具攻击性的行为，但现在这个角色已经不见了。这显示了很有价值的一点，那就是露西可以通过接受一些心理剧的角色训练来扩充她的角色目录。

一 亲密关系中的挑战

在一对一心理剧中，露西与初恋男友的关系是我们处理的第一段有强烈情绪起伏的关系，我们探究了她伤害他的感觉。两人约会一周后，她告诉男友她意识到自己不喜欢他，当时他在她面前哭了。这件事发生在六年前，但当我们通过心理剧会心来处理这些情感时，她仍然感受到极大的内疚。这种内疚感让她很痛苦，就好像这种被伤害的痛苦施加在了她自己身上一样。这是她第一次意识到自己伤害了他人，使她在接下来的几年里都不敢再谈恋爱。

露西大部分时间都能应对孤独，因为她有内在朋友，在遇到问题时他们可以安慰她，和她一起面对。然而，当她发现自己开始喜欢上某个人时，她的孤独感和无助感就会加剧。她的第二次恋情就很艰难。露西被一个有责任感的男人吸引，但他理解不了她的情绪低落。她本来打算告诉他自己的秘密，但最终她还是选择了分手，没有说出秘密。她在治疗过程中一直努力放下对内在朋友的需要，并努力将更多精力投入到建立现实生活中的人际关系上。

当第三段潜在亲密关系开始时，她陷入进退两难的境地。如果一直和永远不会伤害自己的内在男友在一起，她会感到很安全，但她也会感到自己不正常；而如果发展一段真实的亲密关系，她就会冒着受伤、失望、被拒绝的风险。她用在一对一心理剧中新学会的声音来鼓励自己不要过多地依赖内在朋友，要试着与真实的人建立真实的联系。于是，带着能够开始一段真正关系的希望，她开启了第三段潜在亲密关系，她告诉了对方自己的秘密。尽管没有得到积极回应让她感到痛苦，但这表明她开始采取新的应对方式来面对这个世界了。

▌ 露 西 在 长 程 治 疗 团 体 中 的 进 展 ▌

露西加入的长程团体由 5 名 20 岁出头的女性组成。在最初的几次治疗中，我们成功地建立了团体间的凝聚力、相互的信任和支持。露西原本担心这个团体无法代替她的个人治疗，但当她意识到这是一个她可以信任和分享的团体时，这种担心基本上消失了。她对心理剧方法的熟悉和在一对一心理剧中学习到的心理知识帮助她减少了焦虑。在第 16 次治疗中，露西在舞台上具象化了她的内在名单系统和主要的内在"朋友"，以此向团体成员透露了她有一个内在系统的秘密。一对一心理剧对她来说就像排练一样，让她能够更真实地与他人接触。她对于事后倾听团体成员的反馈环节，感到既焦虑又兴奋。成员们平静且表示理解的回应和部分的共鸣让她感到宽慰，同时也让她有些失望。一方面，她不希望人们认为她是不正常的；另一方面，她又希望人们看到她所承受的伤害使她感到孤独，让她与世隔离。

在随后的治疗中，露西感觉与团体更亲近了，她可以把自己及内在世界隐藏的一面带到心理剧舞台上。虽然这个团体在亲密支持方面仍然没有取代内在系统，但这对露西和团体成员来说都是一个考验，看他们能给彼此带来多少真实的感觉。

对于露西来说，她对自己没有像其他人那样拥有人与人之间的感情感到很奇怪。在团体中，她逐渐坦白了自己与别人的不同之处，包括她所谓的"邪恶"的部分。她分享了自己的经历，即她可以表现得像一个真诚的、关心对方的、愿意倾听的朋友，但同时她知道自己不是发自内心地想这样做，只是做出符合社会规范的表现，有时甚至还带有为了让朋友对自己慷慨相待的操纵意图。后来，她在团体中透露了自己想伤害他人的想法。她认为这是病态的，并试图从中解脱出来。我们了解到，她顺从的"成为好人"这一外在行为是从父亲的严厉管教和父母之间的争吵中学会的。这不仅催生了她对父母压抑的仇恨，而且似乎也阻碍了道德同情心的自然发展。露西认识到，她对现实中的人不道德的伤害意图与对父母未表达的仇恨有关，这一领悟有助于她更好地理解和接纳自己，并在团体中引起了共鸣。

在与露西的某次心理剧工作中，我有机会看到她与内在男友的沟通。我觉得"他"对事物没有自己的看法，他唯一的功能只是成为一个客体，给予露西亲密以及接受露西的亲密。我更深刻地了解到，对她而言，只有与无生命体产生联系才是安全的，就像她从小就养成了与毛绒玩具交谈的习惯一样。真实的人会像父亲一样暴跳如雷，像母亲一样冷漠无情，还会像以前的男友和朋友一样拒绝她、不理解她。同样在她的经历中，父母像对待物品一样对待她，他们在身体和学业上照顾她，却没有倾听和感受她内心的想法。她所有的关系都是与人疏远的，其内心一直维持好的客体关系，则永远无法转化到真正关系当中。对她来说，似乎没有一种自然而然的途径，可以让她真正地与他人建立有效而亲密的联结。要学会这样做就像一个外星人尝试学习成为人类一样困难。这种尝试带来的痛苦感和无助感，会促使她回到内在世界，以寻求对自己最好的保护。心理剧治疗的这段旅程见证了露西在"由内朝外"和"由外朝内"之间的反复横跳。为了走出这种挣扎，露西需要巨大的勇气和来自心理治疗的支持。

露 西 内 在 系 统 的 变 化

正如上文所述，在治疗刚开始时，露西有三个内在朋友。一个是哈娜，面对外在世界时承担了最繁重的工作；一个是莉莉，从青少年时期开始就像是她的同事；还有一个是男性灵魂伴侣埃德，他既是她的男朋友，又是一个冷静、睿智的人。据露西所说，莉莉在她的个人治疗过程中逐渐消失了，哈娜很想念她。经过几次心理剧团体治疗后，露西告诉团体成员，她的灵魂伴侣埃德也消失了。这让我感到很惊讶，因为多年来他一直是她的重要支持者。露西说，当在第三段恋情中受伤后，她不得不努力叫出一个以前的内在男友来陪伴她。我从这种变化中推断出，现实生活中的治疗师、团体成员和更积极的人际关系已经发挥了内在朋友和智者的部分功能，然而，如果她对一段恋爱关系感到失望，就会恢复使用内在男友。也许，取代这种内在角色的唯一方法就是在现实世界中找到一段长期的亲密关系。

露 西 寻 求 找 回 被 抛 弃 的 自 我

露西一直以哈娜的身份跟我和这个世界互动，偶尔也以其他内在员工的身份互动，但从来都未以最初的露西身份。为了隔离自己与父母的混乱情感，她的内在系统抛弃了最初的自我意识。她通过在精神上创造一个内在系统，让那些"其他人"来解决她的痛苦，代替自己，为她分担面对父母的压力。同时，为了生存，而与父母保持一种正常的、过得去的关系。露西在心理剧的干预中了解到，她必须学会减少对于内在系统的依赖。如果她继续以哈娜或其他身份互动的话，那么她就还是这个系统中的一部分，而不可能脱离系统。在一次心理剧中，她试图扮演系统形成之前的露西，但这个角色对她来说是如此陌生，以至于她不得不发挥自己的想象力来尝试成为最初的露西。在这段剧中，想象中的初始露西希望摆脱这个系统，重获自己的身份。但她不知道如何去做，比起扮演被创造出来的人格，她已失去了再次成为真实自己的能力。我们未来还需要付出更多的努力，来帮助露西与真实的自己建立联结。

结 论

通过露西的案例，我了解到，一个聪明的孩子在解离应对方式上的过度投入，可能会像滚雪球一样形成一种可怕的使人衰弱的机制。尽管这种机制可以完美地保护她免受伤害，但这会使她很难离开这种机制，进而难以面对现实人际关系世界中不可预测的风险。一方面，她越是将自己束缚在内在系统中，她就越不愿意与人类世界感同身受。在她看来，这个世界是一个获取所需和释放仇恨的东西或对象。另一方面，当她开始与他人建立更具信任的关系时，她开始显现出与他人建立更亲切联系的能力。但她需要很大的毅力来维持这种努力，而不是再次退缩，或忽视她已有关系中所有的真实时刻。

露西对有机会以个体和团体的方式体验心理剧治疗表示感谢。这让她对自己有了更透彻的了解，也让她可以选择不再把自己视为一个不正常的、可怜的生物。她看到了一种可能性，那就是她可以逐渐学会向别人表达自己的真实感受，并调整自己的内在系统。她希望自己最终能学会，像一个属于这个世界的人类一样生活下去。

参考文献

Howell，E. （2011）. *Understanding and Treating Dissociative Identity Disorder: A Relational Approach*. New York：Routledge.

Putnam，F. W. （1989）. *The Diagnosis and Treatment of Multiple Personality Disorder*. New York：Guilford Press.

第13章　短程一对一心理剧：角色分析及角色理论在企业中的应用

玛克辛·丹尼尔斯

引　言

　　本章探讨了在一家大型保险公司的临时心理门诊（drop-in clinic）中，与其经理人进行的一对一心理剧的工作。该心理诊所由公司组织，旨在为超负荷员工提供心理支持。因为英格兰北部的洪水肆虐，许多居民流离失所，房屋建筑、商业大厦惨遭摧毁。每个人都被卷入这场危机之中，经理本人（本次咨询的来访者）也难以避免，在团队支持方面力不从心。在本章中，我将重点阐述心理剧技术、角色分析、角色理论的使用以及如何将其应用在短程一对一咨询中。为了帮助读者理解本章，我重复使用"我的思考"和"咨询过程"（the session）两个标题来划分章节内容："我的思考"部分，记录诊断、角色分析和咨询决策；"咨询过程"部分，记录干预措施、咨询内容以及心理剧技术的使用。

背 景 信 息

作为一名专职心理剧治疗师，我的工作非常多样化，横跨各个领域，从企业组织到公共部门，主要使用行动技术进行培训。除此之外，我还参与临床工作，面向监狱、医院领域的从业人员进行督导，针对的议题涵盖违规行为治疗方案和心理健康。根据工作环境的不同，我会使用不同的心理剧治疗技术。在特殊情境中，我会把心理剧治疗技术用在一对一短程咨询中，这与治疗性指导训练类似，但我明白我很可能只会与来访者进行单次咨询。

在 公 司 开 展 一 对 一 咨 询

我到达保险公司，首先映入眼帘的，是一座壮观的新大楼，正面标示着公司大名。接下来将会发生什么，我毫无预设。我在接待处签到，领到了一个安全徽章，接待人员领我到电梯间，告知我前往三楼的 305 房间。我一踏出电梯，便进入了一个大型的开放式办公区域，整个空间非常嘈杂，每个人都在打电话。我停下来，找人问了问 305 房间在哪里，便径直过去。305 房间很小，但窗外视野开阔、光线充足，虽然位于这个大型开放式办公区域的尽头，但房间和办公区域之间用磨砂玻璃隔开了，这样就保证了房间内部的私密性。房间内有一张桌子，两边各有一把椅子，角落里还有一把备用椅子。我随身携带的包里装有一些道具、毛绒玩具、几条彩色小丝巾、大量 A4 纸、几支笔和几张活页纸，这些都是专业的工具。我每次工作时都会带着 A4 纸和马克笔，因为它们总能派上用场。门开了，一位女士亲切地问我是否需要一杯咖啡，并递给我一张名单，上面写着即将前来见我的员工姓名。在那天，我将会见 5 位员工，他们各自预约了一个小时，并且中间留有充足的空余时间。或许我曾见过其中某些人，但我不确定他们是否参加过我和同事共同开展的关于员工心理健康、幸福感和复原力的一个课程项目，或者参加过我为该保险公司开展的培训项目。公司向他们承诺，如需更进一步的帮助，他们可以来这个"临时心理门诊"寻求帮助。当我在房间里等待的时候，我不知道谁会走进来，也不知道他们会带着什么样的问题，但我知道一定与他们的工作以及目前在公司中遇到的困难有关。

工 作 背 景：环 境 因 素

在我开设"临时心理门诊"之前，英国的这个地区曾有过一场暴风雨和洪水。此时的公众陷入了困境，纷纷致电保险公司，寻求经济赔偿来帮助他们渡过难关。许多家庭由于失去家园，只能暂住在临时住所，应急服务供不应求，有人死亡，也有人受伤住院。这是当前员工正在处理的索赔案件的背景。这些索赔人遭受创伤，并急切地寻求帮助，以找到替代的住宿和资源。

一 一对一咨询

在房间里等待了 5 分钟后，门开了，一位 30 岁出头的女性低声跟我打了一声招呼："你好，我是菲奥娜（Fiona），是这家公司的经理，我来参加临时心理门诊，是在这里吗？"我很快注意到菲奥娜看起来很"沉重"，仿佛肩负着整个世界的重量，同时她还带着一种易碎感。

"你好，我是玛克辛（Maxine），是今天临时心理门诊的负责人，很高兴见到你。"我朝着她微笑。我意识到我已经和她产生了某种联结，我能感受到她在这个充满挑战的工作环境中的脆弱。她接着说："我不确定你是否能帮上忙，但我想我也没什么好失去的了，所以我才预约了这次咨询。"我回应她："那么，一定有什么东西指引着你来到这儿，或许你可以和我说说看，如果我能帮上什么忙，我会尽力的。"她在桌子旁坐下，突然哭了起来：

> 我从来没有经历过这样的事情，人们不停地打电话，电话从来没有停过，这太可怕了。来电的客户们非常痛苦，他们失去了家园、无处可住，因为洪灾，住宅被淹没，他们甚至还需要重新进行职业验证才能获得医疗服务，真是糟透了。

我递给她一张纸巾，安静地等待着。在那几分钟里，我意识到菲奥娜对于她所带来的工作相关议题已经做好"准备"，并且她也已经向我表达了所遇到的问题：苦恼的受灾人群提出各种要求。在这短暂的交流中，我已经掌握了问题的本质。她继续说道："我感到很无助，我帮不到他们，但我应该能做点什么。"她的出现和无助感让我无比感动。我意识到这不仅仅是关于我和菲奥娜在那个特定时间、特定房间内的问题，而是关于宇宙、星辰以及面对生死的问题。我想到了心理剧之父雅各布·莫雷诺，以及他的书《谁能幸存?》（*Who Shall Survive?*）（1953）。我意识到这是一个全球性现象：恶劣的天气状况影响着世界各地的人。在这短暂的时空中，我思考着这个问题，并在脑海中进行角色转换，扮演那些试图获得保险索赔以及遭受环境危机的人们的角色，难怪菲奥娜会感到如此不堪重负。

― 我的思考：角色分析

我在伦敦心理剧中心接受培训时，学校的创始人金妮·杰弗瑞斯（Jinnie Jefferies）开发了"角色分析"这个技术（Goldman & Morrison, 1984; Bustos, 1994; Jefferies, 2004），在我以治疗师、培训师和督导师身份进行工作时，这个范式有助于应对各种情况。它方便快捷，有助于我对来访者及情境做出诊断，在此基础上考虑可能的干预方案。这个范式包括以下内容：

情境——主角（来访者）遇到的具体情况是什么？或者说，其他人做了什么或来访者发生了什么事情？

行为——为了应对这种情境，来访者的行为方式是什么样的？

感受——在这个特定的情境之下，他们有什么样的感受？

信念系统——驱动来访者在这个特定情境下的行为，他们对自己、他人以及世界抱有怎样的信念？

结果——最后，这样做会导致什么后果？会出现怎样的不适行为或反应？我又该如何帮助他们进行修正？

一 咨询过程

"我没办法解决这个问题，也不能让情况变得更好。"菲奥娜打断了我的思绪。"不管我说什么，他们还是失去了家园和亲人。这太糟糕了，我真想能做些什么，我应该帮到他们的。"我能看到她的身体越陷越深，越陷越沉。然而，当我听到菲奥娜说"我应该能帮到他们"时，我的耳朵竖了起来。尽管她可能并没有意识到，但她给了我一个关于她沉重感的基本洞见。

一 我的思考

像"应该"这样的词汇是一个重要的线索，有助于我理解她在这个情境下的一些想法。这些想法与她的"信念系统"有关，是一种习得的态度、一种看待世界的方式，可以追溯到早期的自我。

杨（Young，1999）将这种信念系统称为图式（schema），这是认知行为疗法中使用的一个概念。就在这一刻，我意识到菲奥娜身上的"沉重"可能与责任有关，而这可能是她在遥远的过去习得的，在她的信念中她需要在别人痛苦时照顾他们。因此，她说"我应该"能够做些什么。自我牺牲图式（self-sacrifice schema，SS；Young，1999）是杨列出的18种图式之一，这种特殊图式最常出现的原因之一是避免给他人造成痛苦，或避免负罪感，这种图式的运作方式是让来访者对他人的痛苦有一种敏锐的反应能力。我好奇菲奥娜是否将此应用在她的个人或职业角色中，她是否有强烈的责任感。当前情境的危机肯定也触发了这一图式。在这么短的时间内，菲奥娜已经暴露了她内心深处的想法，这有助于我进行诊断，发现问题所在。

一 咨询过程

菲奥娜又拿了一张我放在桌上的纸巾。她低垂着目光，摇头说道："我止不住地想这件事，即便在家，我也会一遍又一遍地思考如何帮助他们，电视上的新闻报道也让这种情况变得更糟。"我意识到，菲奥娜可能正处于二次创伤（Tehrani，2011）的边缘，她通过这些精疲力竭和无助感来体验其他人的痛苦，或者说她可能正在模糊掉她个人的"关怀"角色与她专业管理者的角色。我看了看墙上的时钟，考虑到菲奥娜迟到了5分钟，我意识到足足15分钟过去了，所以我需要开始决定如何安排这次咨询了。

一 我的思考

我们最多有30分钟的演出时间，以及10到15分钟的时间"冷静下来"并进行分享，所以我想知道在这个时刻，什么方法对菲奥娜是最有用的。她可能需要进一步的支持，或者说如果事实证明她正在经历二次创伤，她可能需要寻求咨询。然而，这可能无法使她"脱离"当下她所暴露的人性故事，而我的工作则是帮她理解，解决英国该地区正在经历的危机并不是她一个人的责任。我在头脑中再次进行角色分析，试图理解我所听到的内容。

情境（特定的情况）——在一个工作情境中，处于危机中的人们向她提出请求。

行为——她尽力落实政策，试图在情感上分离自己，结果却是她变得啜泣不止，深陷在这种集体创伤之中。

感受——她感到不知所措、沮丧、无助和孤独。

信念系统——她有一种没有底线的助人责任感；而且这种责任感是没有限度的，也没有他人支持，好像只有她自己可以终结这种痛苦。

结果——她试图保持工作边界，但却不知所措，因为她的信念是，她应该为他们解决危机，这导致了她在非工作时间不断"反刍"受害者的痛苦。

我检查了自己关于角色分析的证据。真的只有菲奥娜能解决这些事吗？我想观察菲奥娜作为管理者时的具体反应，当她面对别人的痛苦时，她是否相信只有她能提供帮助，并且她的责任感是否是没有边界的（Bustos，1994）。我同时也在思考菲奥娜的角色冲突，我们可能需要对她的"个人"敏感角色和她的"专业"管理者角色进行一些"内部的分离"。敏感的角色坚信她个人是负有责任的，而专业的角色则是在公司范围内提供建议。我意识到时间的因素，并决定先放两把椅子来核对角色分析。

一 咨询过程：演出

我在这个小房间里摆好了两把椅子，面对面放着，并把写着"客户"与"管理者"的 A4 纸分别放在椅子上。我让菲奥娜过来站在我旁边，并解释道，我希望她告诉我在和客户沟通时发生了什么，这样我就能进一步了解当时的情况以及她是如何回应的，这样或许可以帮到她。我继续和她说话，她在我身边可以努力克服阻力。我说：

> 菲奥娜，我知道让你分别扮演客户和管理者的角色，在这两把椅子间不断
> 切换，听起来可能有点奇怪，但我还是想问你是否愿意接受这样的形式，或许

这样我们就能理解发生了什么。

根据我的经验，那些从未体验过心理剧技术的来访者，在被要求站起来时会感到非常奇怪，更不用说参与心理剧演出过程中的各种移动演出了。菲奥娜看着我，带着怀疑的神情慢慢地从椅子上站起来，走到我身边。通过这一点，我意识到这是关于"关系"的工作（Rogers，1980；Mearns & Cooper，2018）：如果和我在一起时她感到不安全，她就不会参与练习（Vaihinger，1924；Kellerman，1992）或进入"如是"情境。我解释了两把椅子的位置，并对她说道：

> 我要你坐在标有"管理者"的椅子上，那是你的座位，让我看看当电话响起时会发生什么，客户会对你说什么。当你坐下来时，我就会像现在一样跟你说话。不用担心客户的名字是否正确，不用记住交流中的所有内容，这只是为了了解你对客户说了些什么。

我把手机给她，让她当作道具，继续向她解释道："我们来谈谈客户说了什么话让你觉得困难。"同时我还向菲奥娜澄清，我来这儿不是为了参与公司的政策，那不是我的工作。通常而言，在企业工作的来访者会谈论公司的政策，因此，把这一点说清楚，告诉他们我们关注的不是政策，而是关系和人际互动，这是非常重要的。菲奥娜拿着手机坐在标有"管理者"的椅子上，我指导她说："让我们来听听你作为管理者，对电话另一端的人说了些什么。"一开始她面无表情，然后开始慢慢地对我说："我记得她告诉我，她有三个孩子，他们失去了家，她抱怨了洪水的无情，而我只能呆呆地坐着听着，不知如何开口。"我问道："你有说些什么吗？"她回答道："我不记得了。"这时，为了保持"如是"，我指导她对着空椅子说："假设你在和客户说话，此刻她正坐在椅子上打电话，我们来听听发生了什么。"菲奥娜向客户例行介绍了自己，告知对方她的姓名和职位，并询问她能提供什么帮助。我问她："你还说了些什么吗？"菲奥娜停了下来："不，我没有这个机会，因为她（指着椅子）开始对我大喊大叫。"

与 客 户 交 换 角 色

我让她与客户互换角色。她带着热忱站了起来，坐到另一把椅子上。扮演着客户角色的菲奥娜带着疑惑的神情看着空椅子（管理者的椅子），但当她坐在代表客户角色的椅子上时，有些因素开始起作用，即与另一角色互换的简单行为产生了影响。进入客户角色后，菲奥娜的声音突然提高了一个八度，她喊道："我有三个孩子，水一直往里灌，我以为我们都要被淹死了，我失去了我的家，我不知道该怎么办，请帮帮我，你需要做点什么。"然后房间内陷入了一片沉默。

我看着坐在椅子上和保险公司说话的女人，我看到了一个带着三个孩子的女人，她因失去家园而绝望痛苦。这个演出是非常有力的，我必须确保我自己没有陷入情感旋涡中，并记得要进行角色分析，以帮助菲奥娜专注于她的"专业角色"。

管 理 者 角 色

我对菲奥娜说："让我们从这把椅子的角色中脱离出来，你能站起来吗？"菲奥娜听从了我的指示，"你还好吗？"我问她，她点了点头。"我现在希望你再次扮演管理者角色，让我来看看你对这句话的反应。"她继续跟随着我的指示，同时我对她的反应做了些许称赞，以此来支持她，"做得好，我现在开始逐渐理解发生了什么"，我让她对客户之前的话语做出回应。当她给客户打电话时，我在远处重复她说的话。在话语的最后，菲奥娜说："我很抱歉，我很抱歉，这太可怕了。"演出在此刻暂停。此时的菲奥娜瘫坐在椅子上看着我，"这太可怕了，这对她的家人来说一定非常困难，然而我什么忙都帮不上"。我现在对角色分析的其余部分十分好奇。"你在这儿的感觉怎么样？"我问她。"太糟糕了，实在是太糟糕了，我觉得我有责任让她过得更好，但我又感到十分无助、非常沉重。"她回答道。"这就是责任感吗？"菲奥娜回答说："是的，没错，我觉得我对她和她的家人负有责任。""那你之前提到的你'应该'能够帮助她的想法呢？"我让她看着标着"客户"的椅子。此时，我们都看着代表客户的座椅，再一次经历了漫长的沉默。菲奥娜平静地说："是的，我应该让她变得更好，我所能做的就是让她尝试通过官网索赔。"

一　我的思考

我在想，在这个阶段，菲奥娜的无助感是否与这个大组织有关，也许这个组织的政策对索赔人十分不利，以致他们无法得到所需的帮助，而这无疑加剧了菲奥娜的无助感。所以我决定向她确认这个部分。

一　咨询过程

"菲奥娜，你说你认为自己'应该'做些什么，我能问一下与这些索赔人有关的保险政策吗？他们能获得赔偿吗？还是说会被拒之门外呢？"菲奥娜看着我："不，他们没有被拒之门外，公司一直在努力迅速地解决问题，这是一个艰难的过程，而他们已经在努力了。"这对我而言是非常有用的信息，因为此刻我意识到，她是非常相信公司正在提供帮助的。因此，问题的关键可能并不在于外部因素，而更多的是关于菲奥娜的控制点，即她与自己的关系。这是菲奥娜身心内的工作——换句话说，是她的想法、信念以及情感，驱动着她的行为在这个循环中兜圈子，无法脱身。我们花了10分钟进行表演，因为时间紧迫，我认为推动菲奥娜前进是很重要的。那么在剩下的时间里我们需要做些什么呢？再一次检查角色分析。

一 我的思考

角色分析：

情境——工作情境，痛苦的客户要求菲奥娜帮助他们。

行为——菲奥娜试图帮助他们，但却被痛苦淹没，并选择放弃。

感受——难过、沮丧、无助、责任感、孤独。

信念系统——在管理者的角色中，她认为自己应该能够解决问题，使情况变得更好，并且也只有她能做到。

结果——她因为自己不能尽力帮助他们而感到十分沉重，且一直反刍这些信念。

因为这是一个"此时此地"的情境，我由此猜测在菲奥娜的生命中有段"彼时彼刻"，小小年纪的她就学会了要帮助别人，并在别人痛苦时让他们过得更好。然而，我们不会去探索这些习得行为的来源，也不会去探索"帮助他人摆脱困境"这一角色产生的具体时刻，因为我们所做的是一个简短的干预，而不是心理动力干预。我决定让她去体验和连接过去在她身体里那个被激活的"此时此地"的沉重感。

一 咨询过程

我对她进行角色分析：

> 菲奥娜，当你在重演这个场景时，我的理解是这样的：当有人陷入困境时，他们要求你提供帮助，你感到悲伤、绝望、不知所措，并需要对他人负责，你认为你应该让事情变得更好，并且也只有你能做到这一点，所以你会有一种巨大的责任感，你之后也会反刍这些想法。

这时，我拿起那个装着纸、书以及电脑的背包，交给菲奥娜。"这代表着你身体里的那种沉重感，而这也是你最终要随身携带的责任感。"她仍然坐在代表管理者的椅子上，我选择我的背包作为一种代表责任的道具。因为身体有记忆，菲奥娜可能在这里"体验"到了这种沉重，我想帮她理解这种感觉来自哪里（Gendlin, 1997；Rothschild, 2000）。当我把包递给她时，她看起来很惊讶，我重复了一遍角色分析，强调"责任"这个词，并指着背包问她："这种沉重的感觉和责任感相似吗？"

过了一会儿，她低声说道："天哪，是的！是我的母亲！"又是一段漫长的沉默。在更加漫长的沉默之后……她重复道："是我的母亲。"她看着我。"我简直不敢相信，"她接着说道，"我的父母离婚了……在我很小的时候，我是家里的独生女……我总是觉得我是有责任让我父母双方过得更好的。"持续的沉默。"这太不可思议了，我不敢相信，这种联系……我只是没有意识到。原来我一直觉得我有责任。"

一 我的思考

菲奥娜有了行动洞察力（Kellerman, 1992），她意识到自己"应该"能够做一些事情，并产生了一种责任感。这种责任感非常沉重，因为一旦被同样的触发因素所激活，那么她就会继续背负这个重担。这个拼图大致已经完成了，我想角色分析的工作已经圆满完成了，我也从中理解了菲奥娜在工作时对他人痛苦的反应。

过 度 发 展 的 角 色 和 未 发 展 的 角 色

工作重点不在于关注菲奥娜过去的生活，回到过去是为了帮助她应对当前的情况。很显然，菲奥娜处在角色冲突之中，作为管理者，她的管理者角色还未充分发展，也就是说在这个特殊的灾后时期，给予索赔人恰当的同情，通过调度安排来支持工作团队，但同时也要清楚自己并不是唯一的责任承担者。在我看来，冲突的根源在于她过分发展了敏感经理角色（敏感女儿角色的翻版），并认为只有她做些什么才能拯救索赔人，将团队中的其他人排除在外了（Clayton, 1994；Daniel, 2007）。

一 咨询过程：管理内部冲突

我们只剩 15 分钟了，所以我问道："这种责任感该归往何处？"她仍然拿着背包坐在代表管理者的椅子上。在这一点上，我的想法是帮助她把责任归还给她的父母，这样我们就可以切换到"此时此地"的管理者角色，进行一些角色培训（Clayton, 1994）。菲奥娜说："嗯，它真的不属于我，对吗？实际上这是我父母的责任。"菲奥娜很快就承认了这一点，于是我回答道："其实这取决于你想把这份责任（背包）放在哪里，或许可以把它放在角落里，或许可以在纸上写道'这是父母的'，这样你就可以把它归还给他们。"她对这个想法表示赞同，但同时我也感受到她对父母的温情，因为这是一个短暂的干预，我不想让她觉得她的父母是"坏的"或我正在对此进行评判。在我看来，这是一个效果显著的例子，即把沉重的包袱从她的管理者角色中剥离出来，并把它"放到"它所应该在的地方。

我问道：

> 你觉得把责任交还给你的父母，然后从他们那里获得一些东西，用来帮助和支持你的管理者角色，同时也能让你照顾自己，这听起来怎么样？

菲奥娜的脸上露出了喜色，"是的，我喜欢这个想法"。我的目的是帮助她加强自我，并在她工作时遇到难以置信的困境时给予同情。我迅速地在 A4 纸上写上"父母"，并把它放在两把椅子后面的地板上。但在我继续之前，我想让菲奥娜明白，我们将加强她不成熟的管理者角色，所以我请菲奥娜站起来，并暂时离开那个代表着责任的管理者椅子。我让她先离开演出。我在一张 A4 纸上写道：

管理者：足够的责任、自我同情、团队合作

我让菲奥娜拿着 A4 纸，朝着坐在椅子上的旧管理者角色大声说出她的新角色想要说的话，以便向自己传递一个新信息。菲奥娜说道："我对人有同理心。"我纠正她说："想象一下，菲奥娜，作为管理者的那个旧自我此刻正坐在椅子上，她完全被工作压得喘不过气来。所以，菲奥娜你需要给自己传递一个信息，你或许会这样开头：'你的确具有同理心。'"菲奥娜又尝试了一次。"你的确对人们富有同理心，但你不可能为成千上万在洪水中遭受苦难的人负责，因为这不是你一个人的责任。"这时我问她想用这个背包做什么。"我会把它放在我父母那边，"她指着写着"父母"的那张纸，并把包放在纸片旁边。当她再回到新管理者的位置时，她拿起一个柔软的粉色小球，并举着它对自己说："这是给我自己的，可能是关于自我关怀的。"我让她大声说出她想对那个坐在椅子上的旧管理者说的话，并选择一些东西来代表工作团队。她拿起了一个小丝巾，并带着粉色小球，对那张代表着旧管理者角色的空椅子说道："这是一个艰难的时刻，你需要照顾好自己，否则你将会承受太多。"然后她把粉色小球以及丝巾放在椅子上，并说道："你是一个团队的管理者，并且这是一个优秀的团队，他们会互相支持，而你也必须意识到这一点，你不需要全权负责，他们也有自己的主意。"这时她停了下来："哦，我的天哪！我这才意识到，他们已经创建了一个全新的列表，客户可以访问这个列表以加快进程，因此我可以建议索赔人看看这个。""这是一个全新的政策程序吗？"我问道。"是的。"她开始滔滔不绝地说出保单名称。我插话道：

我想打断你一下，菲奥娜，因为正如我之前所说的，我不知道公司的政策是什么，但在我看来，通过这次工作，你发现了你可能忘记的东西，也就是你可以为顾客所提供的东西。

这似乎是一个积极的举动，我可以看到此刻的菲奥娜看起来很轻松，并且她说话时也带着微笑。

角色训练：5 分钟

演出工作的最后一部分是帮助菲奥娜与客户练习这个新角色，这也被称为角色训练。我想让她练习发展不足的新管理者角色。我把椅子重新摆好，让她坐在代表管理者的椅子上，然后说："我们再回头看看那位客户，她告诉你她在洪水中失去了家园，她有三个孩子。让我们来听听你的新回应。"菲奥娜深吸一口气并开始回答。她组织了语言，这是非常简明且有效的：

> 我很遗憾发生了这样的事情，我们可以帮助你，我们公司也有一个流程来加快索赔，以帮助像你这样遭受洪水影响的人。如果你有医生证明的话，可能会有帮助，我们可以给你列一个机构列表帮助你推进索赔进程。

菲奥娜继续解释着这个过程的下一个阶段。我可以看到，在她丢弃了过去压在她身上的"责任负担"以及把同情分离之后，在她的新管理者角色中，她是可以做到这一点的。在角色训练场景的最后，我让菲奥娜把椅子和道具"去角"，并把它们放回原来的位置。

分 享

我们坐回到咨询开始时的椅子上。菲奥娜看起来很轻松，微笑着说："我以前从来没有这样做过，这太不可思议了，我感觉好多了，这太神奇了。"我告诉她："这就是心理剧的魔力。"需要再次强调的是，因为咨访关系是非常重要的，我通常会在咨询中进行自我暴露，这样有助于建立信任的咨访关系。菲奥娜接受了心理剧演出过程，正是因为她在治疗过程中对我很信任：

> 菲奥娜，我想和你分享的是，我对工作也有一种过度的责任感，这种责任感来自早年我父母的离婚，我总是觉得我可以让每个人都过得更好。我花了很长时间来解决这个问题，直到我理解了这一点，一切便豁然开朗了。

我们继续分享感受，菲奥娜谈论了更多关于公司的以及她参与的各种不同的培训活动。她开始在工作中冷静下来。我看了看表，本次咨询还有几分钟便要结束了，我说："好的，菲奥娜，我们需要在这里结束了，我希望你在未来一切顺利。"她收好她的文件和笔，走到门口，然后转过身说："谢谢你分享的故事，玛克辛，这对我来说真的很重要，因为这让我不再感到孤单。"

▍　总　结　▍

在这一章中，我分享了一个短程干预的咨询，该来访者通过企业的免费心理门诊进行求助，希望能借此缓解危机情境下的管理压力。我也给出了有关角色分析和角色理论的例子，以此范式追踪其信念系统，针对其发展不足和过度发展的角色展开干预，帮她重新找到恰当的管理者角色。

参考文献

Bustos, D. M. (1994). Wings and Roots, in *Psychodrama Since Moreno* (ed. P. Holmes, M. Karp & M. Watson), London: Routledge.

Clayton, M. (1994). Role Theory and Its Clinical Application, in *Psychodrama Since Moreno* (ed. P. Holmes, M. Karp & M. Watson), London: Routledge.

Daniel, S. (2007). Psychodrama, Role Theory and the Cultural Atom; New Developments in Role Theory, in P*sychodrama: Advances in Theory and Practice* (ed. C. Baim, M. Maciel & J. Burmeister), London: Routledge.

Gendlin, E. T. (1997). *Experiencing and the Creation of Meaning*, Evanston, IL: Northwestern University Press.

Goldman, E. E., Morrison, D. S. (1984). *Psychodrama: Experience and Process*, Dubuque, IA: Kendall/Hunt.

Jefferies, J. (2004). Where lies the danger? A psychodrama approach, in *Working with Dangerous People: The Psychopathy of Violence* (ed. D. Jones), Oxford, UK: Radcliffe Medical Press.

Kellerman, P. F. (1992). *Focus on Psychodrama: The Therapeutic Aspects of Psychodrama*, London: Jessica Kingsley.

Mearns, D., Cooper, M. (2018). *Working at Relational Depth in Counselling and Psychotherapy*, 2nd ed., London: SAGE.

Moreno, J. L. (1953). *Who Shall Survive?* 2nd ed., revised, Beacon; NY: Beacon House.

Rogers, C. (1980). Empathic: An Unappreciated Way of Being, *in A Way of Being*, New York: Houghton Mifflin.

Rothschild, B. (2000). The body remembers: Understanding Somatic Memory, in T*he Body Remembers: The Psychophysiology of Trauma and Trauma Treatment*, London: WW Norton.

Tehrani, N. (cd.) (2011). *Managing Trauma in the Workplace: Supporting Workers and Organisations*, London: Routledge.

Vaihinger, H. (1924). *The Philosophy of "As If": A System of the Theoretical, Practical and Religious Fictions of Mankind*, trans, by C. K. Ogden, London: Kegan Paul, Trench, Trubner & Co.

Young, I. E. (1999). *Cognitive Therapy for PD: A Schema-focused Approach*, 3rd ed., Sarasota, FL: Professional Resource Press.